华西医学大系

U0302382

解读"华西现象"

讲述华西故事

展示华西成果

华西专家告诉你：

肝胆胰手术快速康复那些事

HUAXI ZHUANJIA GAOSU NI

GAN-DAN-YI SHOUSHU KUAISU KANGFU NAXIE SHI

名誉主编　程南生　胡秀英

主编　许瑞华　冯金华　范美龄

四川科学技术出版社

·成都·

图书在版编目（CIP）数据

华西专家告诉你：肝胆胰手术快速康复那些事／许瑞华，冯金华，范美龄主编. -- 成都：四川科学技术出版社，2023.10
（华西医学大系.医学科普系列）
ISBN 978-7-5727-1164-0

Ⅰ.①华… Ⅱ.①许… ②冯… ③范… Ⅲ.①肝疾病—外科手术—康复—普及读物②胆道疾病—外科手术—康复—普及读物③胰腺疾病—外科手术—康复—普及读物 Ⅳ.①R656-49

中国国家版本馆CIP数据核字(2023)第197468号

华西专家告诉你：
肝胆胰手术快速康复那些事

名誉主编　程南生　胡秀英

主　　编　许瑞华　冯金华　范美龄

出 品 人	程佳月
责任编辑	兰　银
内文插画	程雪 汪琴
封面设计	象上设计
制　　作	成都华桐美术设计有限公司
责任出版	欧晓春
出版发行	四川科学技术出版社
地　　址	四川省成都市锦江区三色路238号新华之星A座
	传真：028-86361756　邮政编码：610023
成品尺寸	156mm×236mm
印　　张	9.5　字　数　190 千
印　　刷	四川华龙印务有限公司
版　　次	2023年10月第1版
印　　次	2023年10月第1次印刷
定　　价	39.80元

ISBN 978-7-5727-1164-0

《华西医学大系》顾问

《华西医学大系》编委会

本书编委会

名誉主编

程南生　胡秀英

主　编

许瑞华　冯金华　范美龄

副 主 编

冯　缓　李争华　高　敏

编　者

许瑞华　冯金华　冯　缓　李争华

范美龄　高　敏　方　利　唐晓娟

冯　巧　苟凡伟　杨　晨　叶佳勋

张　思　邱春梅　陈　芳　曾　莎

秦春燕　刘　敏　刘锐芮

《华西医学大系》总序

由四川大学华西临床医学院/华西医院（简称"华西"）与新华文轩出版传媒股份有限公司（简称"新华文轩"）共同策划、精心打造的《华西医学大系》陆续与读者见面了，这是双方强强联合，共同助力健康中国战略、推动文化大繁荣的重要举措。

百年华西，历经120多年的历史与沉淀，华西人在每一个历史时期均辛勤耕耘，全力奉献。改革开放以来，华西励精图治、奋进创新，坚守"关怀、服务"的理念，遵循"厚德精业、求实创新"的院训，为践行中国特色卫生与健康发展道路，全心全意为人民健康服务做出了积极努力和应有贡献，华西也由此成为了全国一流、世界知名的医（学）院。如何继续传承百年华西文化，如何最大化发挥华西优质医疗资源辐射作用？这是处在新时代站位的华西需要积极思考和探索的问题。

新华文轩，作为我国首家"A+H"出版传媒企业、中国出版发行业排头兵，一直都以传承弘扬中华文明、引领产业发展为使命，以坚持导向、服务人民为己任。进入新时代后，新华文轩提出了坚持精准出版、精细出版、精品出版的"三精"出版发展思路，全心全意为推动我国文化发展与繁荣做出了积极努力和应有贡献。如何充分发挥新华文轩的出版和渠道优势，不断满足人民日益增长的美好生活需要？这是新华文轩一直以来积极思考和探索的问题。

基于上述思考，四川大学华西临床医学院/华西医院与新华文轩出版传媒股份有限公司于2018年4月18日共同签署了战略合作协议，启动了《华西医学大系》出版项目并将其作为双方战略合作的重要方面和旗舰项目，共同向承担《华西医学大系》出版工作的四川科学技术出版社授予了"华西医学出版中心"铭牌。

人民健康是民族昌盛和国家富强的重要标志，没有全民健康，就没有全面小康，医疗卫生服务直接关系人民身体健康。医学出版是医药卫生事业发展的重要组成部分，不断总结医学经验，向学界、社会推广医学成果，普及医学知识，对我国医疗水平的整体提高、对国民健康素养的整体提升均具有重要的推动作用。华西与新华文轩作为国内有影响力的大型医学健康机构与大型文化传媒企业，深入贯彻落实健康中国战略、文化强国战略，积极开展跨界合作，联合打造《华西医学大系》，展示了双方共同助力健康中国战略的开阔视野、务实精神和坚定信心。

华西之所以能够成就中国医学界的"华西现象"，既在于党政同心、齐抓共管，又在于华西始终注重临床、教学、科研、管理这四个方面协调发展、齐头并进。教学是基础，科研是动力，医疗是中心，管理是保障，四者有机结合，使华西人才辈出，临床医疗水平不断提高，科研水平不断提升，管理方法不断创新，核心竞争力不断增强。

《华西医学大系》将全面系统深入展示华西医院在学术研究、临床诊疗、人才建设、管理创新、科学普及、社会贡献等方面的发展成就；是华西医院长期积累的医学知识产权与保护的重大项目，是华西医院品牌建设、文化建设的重大项目，也是讲好"华西故事"、展示"华西人"风采、弘扬"华西精神"的重大项目。

《华西医学大系》主要包括以下子系列。

①《学术精品系列》：总结华西医（学）院取得的学术成果，学术影响力强。②《临床实用技术系列》：主要介绍临床各方面的适宜技术、新技术等，针对性、指导性强。③《医学科普系列》：聚焦百姓最关心的、最迫切需要的医学科普知识，以百姓喜闻乐见的方式呈现。④《医院管理创新系列》：展示华西医（学）院管理改革创新的系列成果，体现华西"厚德精业、求实创新"的院训，探索华西医院管理创新成果的产权保护，推广华西优秀的管理理念。⑤《精准医疗扶贫系列》：包括华西特色智力扶贫的相关内容，旨在提高贫困地区基层医院的临床诊疗水平。⑥《名医名家系列》：展示华西人的医学成就、贡献和风采，弘扬华西精神。⑦《百年华西系列》：聚焦百年华西历史，书写百年华西故事。

我们将以精益求精的精神和持之以恒的毅力精心打造《华西医学大系》，将华西的医学成果转化为出版成果，向西部、全国乃至海外传播，提升我国医疗资源均衡化水平，造福更多的患者，推动我国全民健康事业向更高的层次迈进。

《华西医学大系》编委会

2018年7月

目　录

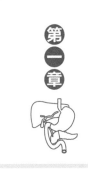

概 述

很多人到了医院，不知道自己生病了该看哪个科室，在医院耽误的时间较长，既耗费精力，也耗费时间，很是苦恼。

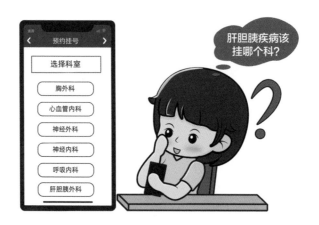

如果患了下列疾病，需要手术治疗，那么应该去肝胆胰外科就诊。

肝胆胰外科一般治疗的疾病有：胆囊结石、胆管结石、胆道肿瘤、梗阻性黄疸、肝脏肿瘤、肝血管瘤、肝囊肿、肝包虫、胰腺肿瘤、胰腺囊肿、胰腺内分泌瘤等。治疗肝胆胰疾病的手术方式主要包含腹腔镜胆囊切除术、胆道探查术、胆道手术、肝叶切除术、胰腺部分切除术、肝移植术等。

随着医学技术日新月异的发展，肝胆胰外科的手术技术也不断革新，涵盖达芬奇手术、腔镜手术、内镜手术、小切口手术等创新手术技术，可实现精准、精细化手术，达到减小机体的创伤应激反应、减轻疼痛、减少出血、降低手术风险的目的。

所以，如果患有肝胆胰疾病，恰好需要手术治疗，那就可以选择去肝胆胰外科就诊哦！

二、术前需要等待多久才能手术？

人们总会习惯性地认为手术是一件非常紧迫的事情，似乎一提做手术，非得马上做不可。所以常常听见住院患者抱怨："怎么他进来就把手术做了？我都进来几天了，怎么还不安排手术？"而医护人员通常会回答患者："他是急诊手术，你和他不一样！"

那么，究竟有哪些不一样呢？

通常情况下，外科手术根据疾病的危急程度分为择期手术、限期手术和急诊手术。

1.急诊手术

急诊手术也叫急症手术、急救手术，就是说手术非得马上做不可，否则会危及患者生命或导致患者病情迅速加重。如严重创伤引起的大血管或内脏破裂、气管异物引起的窒息、急性胆囊炎、急性阑尾炎等，这些情况下的手术必须在几分钟或几小时内进行。患者通常由急诊入院，入院后按照病情的轻重缓急做好必要的术前准备；情况紧急的要立即手术，抢救患者生命。

2.限期手术

限期手术是指需要在一定限期内实施的手术。这类手术的时间虽然可以选择，但不宜延迟过久，如各种恶性肿瘤的根治性手术。因为这类手术需要一定的准备时间，否则可能会影响其治疗效果，但延迟太久又可能会失去有利的治疗时机。

3.择期手术

择期手术是指可以选择适当的时机实施的手术。这类手术容许术前进行充分准备或观察，再选择最有利的时机施行手术。如甲状腺腺瘤、疝修补、胆囊结石、胆囊息肉、整形类手术等。

大部分患者需要做的手术都属于限期手术或择期手术，一般入院以后医生会根据患者的个体化病情特点，进行较充分的术前检查和术前准备，以明确疾病诊断，制订详细的手术和麻醉方案。

因此，不要和别人比术前等了多久，因为每个人的病情不一样，治疗方案也不一样。听从医护人员的评估和安排，做好充分的术前准备对疾病的治疗和恢复都具有重要意义。

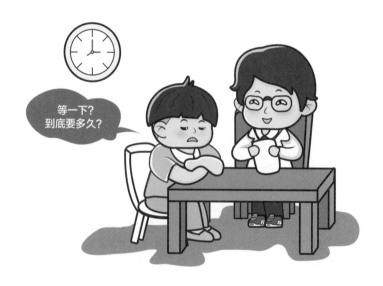

三、术后伤口大小为什么不一样？

有的患者在手术后回到病房进行康复治疗时会问：为什么隔壁床的手术伤口只是三个孔，而自己的伤口是一条较长的刀疤呢？

其实，大家不必去比较自己的伤口比别人的大还是小，因为肝胆胰外科的疾病多而复杂，所以医生为每个人制订的手术方式可能就不一样。有的疾病，微创化的手术——例如达芬奇手术、腹腔镜手术或内镜手术等就能很好地去除病灶；有的疾病则需要选择开腹手术的方式才能较好地暴露手术视野，清除病灶。

因此，不要纠结于手术伤口的大小，毕竟每个患者的病情是不一样的，而每一个患者的手术都是医生在详细了解患者病情的基础上定制的个体化治疗方案。所以患者关心的重点应是配合医护人员做好术后康复，争取早日回归正常生活。

（冯金华）

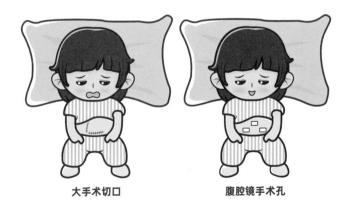

大手术切口　　　　　　腹腔镜手术孔

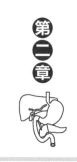

第二章

术前准备

一、术前感冒了怎么办?

经常有患者给我们说: "医生,我有点感冒,还能做手术吗?要不给我拿点药吃吧?"

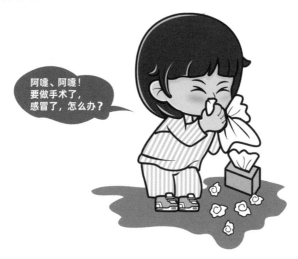

今天就来给大家说下术前感冒了怎么办。

感冒,医学上称为"上呼吸道感染",症状表现轻重不一。

轻者通常表现为轻度乏力、打喷嚏、流鼻涕,只要多喝水就可以缓解症状,这种情况一般不影响术后恢复。

重者常表现为发烧、咽痛、肌肉酸痛、四肢乏力、咳嗽等,需要多喝水、口服感冒药才能解决问题,这种情况最好是感冒痊愈后再做手术。否则术中进行气管插管时,细菌、病毒会随着气管导管进入肺内,容易引起肺部感染,影响术后恢复。

二、术前来月经了怎么办？

"医生，这几天紧张，月经都提前来了，肚子还有点痛，会不会影响手术呢？"

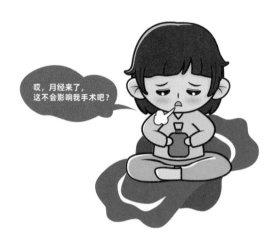

过去，患者在月经期间是不能进行手术的，其主要原因是月经期凝血因子水平改变，血小板减少，导致凝血功能降低，手术中容易出血。所以当遇到月经期的患者，外科医生多会延期手术。但随着医疗技术的不断发展与进步，一些相对较小的腹腔镜手术，如胆囊结石、肝囊肿、阑尾炎手术，即使在月经期也可以照常进行。如患者痛经，可以热敷腹部或在医护人员指导下口服镇痛药缓解疼痛。

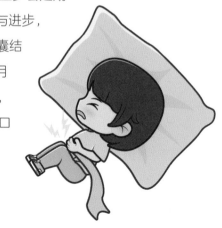

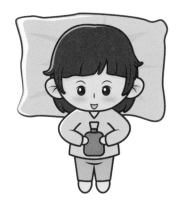
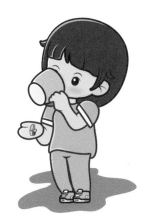

三、常规要做哪些术前检查？

"手术前是不是从头到脚都要检查啊？"

"那也不是。"

"那需要检查哪些项目呢？"

根据患者年龄、身体状况、基础疾病、手术大小、手术部位等情况，术前检查项目会有差异。下面为大家介绍的，是肝胆胰手术术前必须进行的检查项目和一些可能进行的检查项目。

心电图、胸部X线检查、腹部彩超、血液检查，这些是肝胆胰手术术前必做的检查项目。当然，医生也会根据患者的具体情况，安排其他的检查项目。

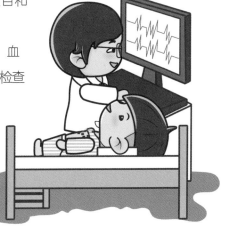

心电图检查可以判断患者有无心脏疾病，能否耐受此次手术。

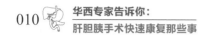

胸部X线检查可以了解术前肺部情况，评估有无麻醉风险。

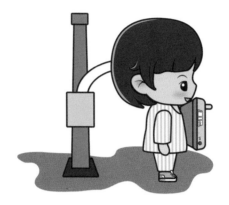

腹部彩超可以了解肝胆胰病变部位及病变大小情况，是筛查肝胆胰肿瘤最经济、快捷、有效的检查之一。

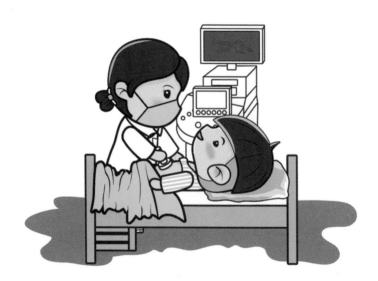

肝内胆管结石、胰管结石可能需要进行上腹部MRI检查。这样可以准确判断结石分布情况、肝胆胰管狭窄与扩张的部位和范围，对确定手术方案具有重要的参考意义。

血液检查主要检查的是血液成分，确定患者有无贫血；如有贫血，贫血程度能否耐受此次手术；凝血功能有无异常；肝、肾功能以及血糖、血脂、淀粉酶等是否存在异常；还需要评估有无常见的血液相关传染病等。

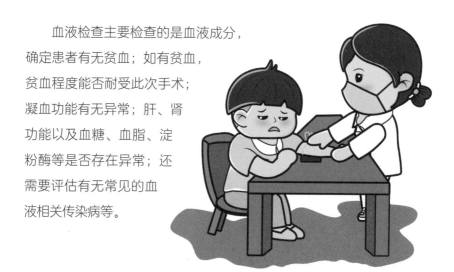

高龄或术前伴发心肺疾病者，需行心脏彩超、肺功能检查。心脏彩超能直接了解心脏的射血功能，判断心功能等级。肺功能检查能早期检出肺、呼吸道病变，如慢性支气管炎、肺气肿、支气管哮喘等，可评估患者的外科手术耐受力及术后发生并发症的可能性。

既往有脑部疾病史的患者，还需行头部CT或MRI检查，以了解有无头部肿瘤、脑梗死、脑出血、脑萎缩等。脑电图对癫痫的诊断具有重要的意义。

当然，具体要进行哪些项目，患者应根据医生的指导进行。

（冯缓　高敏　邱春梅）

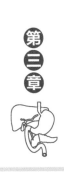

第三章

心理管理

一、住院期间紧张、焦虑怎么办？

"哎呀，到了手术室，麻醉药一用，就什么都不知道了，万一有什么差错，怎么办啊？好担心，真是紧张得不行啊。"

住院后由于疾病折磨、环境改变、手术风险等诸多因素，患者可能会心情烦躁、情绪低落，如果遇到以上情况应该怎么办呢？

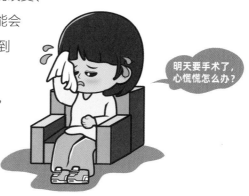

由于病房是一个陌生环境，且手术均存在不同程度的风险，这很容易让患者出现紧张、焦虑、烦躁的负面

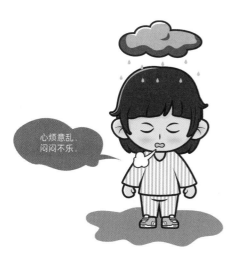

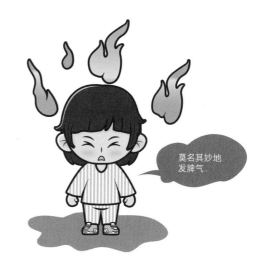

情绪。这是人类的自我保护性反应，一般可以通过自我心理调节、心理咨询和药物辅助治疗等方法来缓解。

1.学会自我心理调节

（1）首先要调整好心态，积极面对疾病，告诉自己一定能够克服所有困难，想要早日出院，最好的办法就是积极配合医生治疗。

（2）做平时喜欢做的事情，例如听音乐、做运动、看书、看电视等，这些可以帮助我们转移注意力，缓解焦虑、烦躁的症状。

（3）可以写日记记录发生的不愉快事情，也可以哭出来，眼泪是最好的宣泄途径，如果一味地压抑只会加重负性情绪。

（4）与病友相互交流，学习他人积极的态度和康复锻炼的方法，对减轻自身的紧张焦虑情绪、缓解自身压力也有积极作用哦。

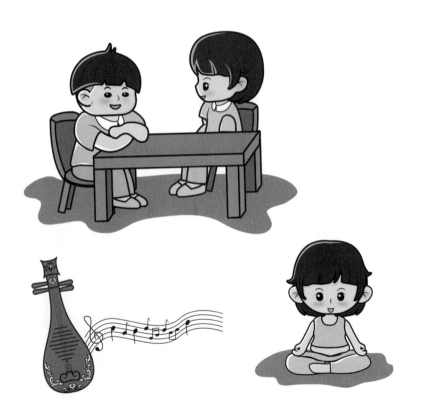

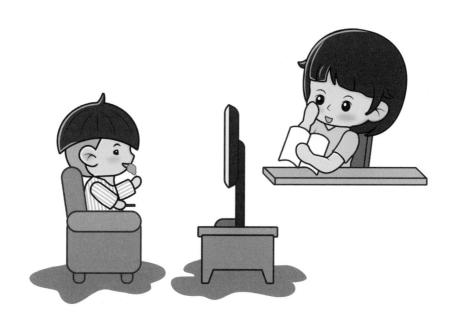

（5）深呼吸训练。为什么要做深呼吸呢？因为焦虑、紧张的情绪易引起脑血管痉挛，导致脑供血不足而引起轻微缺氧。通过深呼吸可以尽可能多地吸收氧气，当血液中氧气增多时，可以改善大脑中的紧张情绪。

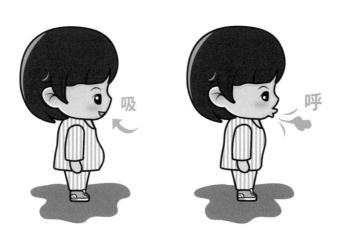

2.寻求心理咨询

如果通过自我心理调节，情绪依然没有得到较好的缓解，患者可以告知医护人员自己的真实感受哦。一般情况下，医护人员会为患者做好术前及术后的心理护理，缓解患者的不良情绪，必要时，也可以请心理卫生中心的医护人员会诊，为患者提供专业化、个体化的心理咨询，帮助患者保持平静的心态，积极面对手术治疗。

3.考虑药物辅助治疗

如果前面两种方法都使用了，患者情绪依然很糟糕，必要时，患者可在医生指导下口服一些缓解焦虑、紧张情绪的药物，以帮助自身保持良好的情绪。但此类药物不可以滥用，否则可能导致头晕、头痛、情绪激动、抑郁等不良反应。因此，患者应在医生指导下使用药物进行辅助治疗。

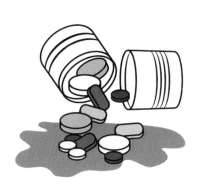

二、住院期间睡不着怎么办？

有的患者到了医院就紧张，住院期间又面临着睡眠环境的改变，部分患者会面临难以入睡的困难。通常医院里面一个病房有多个人入住，夜晚可能还来个呼噜声，如果患者本身睡眠不好，可能会一晚上翻来覆去睡不着，"羊咩咩"也数了，深呼吸也做了，还是睡不着……

睡不好，通常也称"失眠"，通常表现为入睡困难，早醒，易醒，醒来后难以再次入睡，严重者还可能整夜睡不着。偶尔的失眠对身体无明显

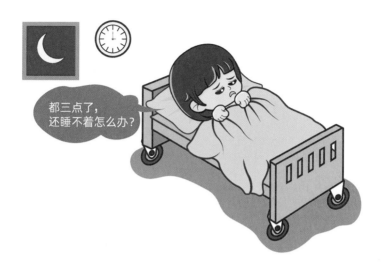

影响，但长时间失眠易导致注意力不集中、反应迟钝、工作效率低下、情绪异常、身体免疫力下降等。那应该怎么办呢？可以尝试以下方法：

（1）睡觉之前听一些旋律比较舒缓的音乐，可以让人的精神和身体得到很好的放松。

（2）保持规律的作息时间，避免睡前长时间玩手机或剧烈运动。

（3）闭上眼睛，做深呼吸，如夜间睡眠环境不好，可使用耳塞、眼罩等物品减少干扰。

（4）若以上措施仍不能改善睡眠情况，可以请求医生帮助，在医护人员指导下口服安眠药帮助入睡。值得注意的是，安眠药可以治疗失眠，有镇定安神的作用，但长期服用可能会产生依赖性，一定要在医生指导下严格使用。另外，如果出院后也遵医嘱使用安眠药，还应注意使用安眠药期间不能喝酒、开车、从事高空工作。

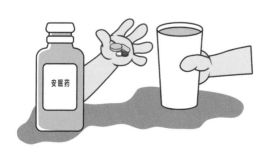

（冯缓　邱春梅）

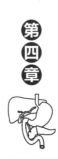

第四章

营养管理

一、术前可以吃什么？

马上就要做手术了，想在手术前好好吃一顿给自己补一补，可以吗？答案当然是不行啦。

疾病状态下胡吃海喝或者不规律进食有可能会造成病情变化，影响手术进展。一般择期手术患者术前正常进食高能量、高蛋白质、维生素丰富、易消化的食物即可，保证蛋白质、维生素及微量元素的摄入。当然，也有一些患者很小心谨慎，一想到要做手术了，术前好几天就开始刻意控制饮食摄入，这种行为很容易导致低血糖或者营养不足，也是会影响手术进展的哦。

在临床上的确对有些疾病的患者在术前有特殊的饮食要求。例如某些食管疾病，为了保证患者术前营养充足，能够保障手术顺利开展，术前会根据患者的营养情况提供饮食建议，不能经口进食者也会通过鼻饲等方式补充营养。如果手术方式涉及肠道重建，术前1日就要开始禁食。胃部切除术术前1日进食流质饮食，术前12小时就要禁食禁饮。肠梗阻患者就更不能吃东西了，这时就需要通过静脉输液来补充能量了。

千万不可拿"做手术"为理由放纵自己，科学、规律饮食才是王道。

二、术前多久不能吃东西？

"术前8小时不吃不喝"是很多患者和家属都耳熟能详的术前准备要点。有时会有患者问："为什么不能吃？渴了怎么办？我喝一口水可以吗？"

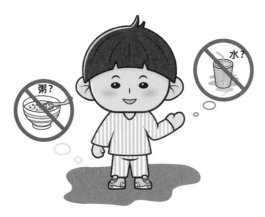

在全身麻醉或者深度镇静时，人体保护性呛咳与吞咽反射会减弱甚至消失。因此对于择期手术患者，恰当的术前禁食禁饮可保障患者麻醉期的安全性。

但是长时间的禁食禁饮有可能增加口渴或饥饿感，甚至发生低血糖。那术前什么时候开始禁食禁饮才最恰当？

2017年，美国麻醉医师协会发布《健康病人择期手术前禁食及降低误吸风险的药物使用实践指南》，我们一起来看看专家是怎么说的吧：

（1）术前2小时可以喝清饮料。那什么是清饮料呢？一般是指清水、糖水、无渣果汁、碳酸类饮料、清茶及黑咖啡（不加牛奶），不包括含酒精类饮品。

（2）母乳在婴幼儿胃内通常2～3小时即可排空，所以婴幼儿术前4小时还可摄入母乳。

（3）术前6小时可适当进食婴儿配方奶粉、牛奶等液体乳制品。

（4）由于淀粉类固体食物，油炸、高脂肪及肉类食物所需排空时间较长，应在术前8小时甚至更早之前摄入，避免排空时间不足。

此外，胃内容物排空功能受影响的患者，如妊娠期、肥胖、糖尿病、胃食管反流、肠梗阻、急诊手术或胃肠外营养的患者，术前禁食禁饮时间也有所不同，所以要认真按照医护人员的术前指导来禁食禁饮，这样既可以缓解饥饿、口渴感，又可以安全顺利接受手术哦！

三、术前可以喝糖水吗？

凌晨5点被饿醒了，想吃点东西充充饥，可是突然想起今天8点就要做手术了，吃还是不吃？这是一个问题。

术前禁食禁饮是为了确保手术顺利开展，但术前饥饿，甚至引发低血糖也不利于患者预后。因此，排除糖尿病、胃排空延迟、急诊手术等情况，术前2小时可以喝一些清饮料，糖水就是清饮料的一种。除了糖水，也可口服含碳水化合物的清流质饮品，增加饱腹感，避免发生低血糖。当前，许多医院的营养科还会根据患者病情及能量需求个性化配置营养粉。因此，术前2小时可在医护人员指导下来一杯200～400 ml的碳水化合物饮品。也有学者提出，缩短术前禁食时间有利于减少术前患者的饥饿、口渴、烦躁、紧张等不良反应，预防术后胰岛素抵抗，缓解分解代谢，缩短住院时间。

四、术后什么时候放屁？

在日常生活中，放屁往往都是尴尬时刻，但在医院，做完手术后放一个响响的屁不仅不会让人尴尬，反而会让人高兴。

我们吃的食物中的未被分解部分，如纤维和糖类，会成为大肠埃希菌的食物。大肠埃希菌"饱餐"后就会排气，这些气体在体内累积，造成一股气压；当压力太大时，就会随肠蠕动被排挤出体外，形成了屁。

由于手术禁食禁饮以及麻醉等多种因素会造成胃肠道功能暂时障碍，所以术后是否放屁是必须关注的一个重点，放屁是胃肠道功能恢复的一个信号。一般术后24～48小时就会放屁，若一直不放屁，咱们可以借助一些方法促进肠蠕动来帮助自己早日放屁。

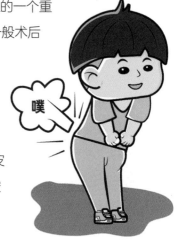

方法一：尽早下床活动。

方法二：按摩腹部，以掌心紧贴腹部皮肤，从右下腹开始按顺时针方向以环形按摩至左下腹。

为了你的屁，一起动起来吧!

五、术后放屁前可以吃东西吗？

胃肠道功能在手术操作、麻醉方式、镇痛镇静药物、伤口疼痛、内分泌紊乱等多种因素影响下，蠕动功能恢复可能会延迟，进而引起恶心、呕吐、腹胀、腹痛等，影响患者术后康复，增加住院时间及费用。因此术后会格外关注排气也就是咱们说的放屁或者排便的情况，那是胃肠道功能恢复的标志。

所以在术后，医生查房时会问到一句"放屁了吗？"，仿佛"放屁"就如一道可以吃饭的"圣旨"。

传统观念认为术后患者需要禁食，直到肛门排气才可进食，那有人不禁会疑惑"要是我手术后一直都没有放屁，就不可以吃东西吗？"现代医学理念认为，人体肠道功能的恢复不仅仅是通过放屁或排便来判断的，肠蠕动在术后早期已经恢复了。因此，大部分非肠道手术，无禁忌证的患者可早期（<24小时）经口进食，且大部分患者术后麻醉清醒后即可少量饮水，然后再逐步恢复正常饮食。

尽管如此，患者还是需要注意，由于手术部位及手术方式的复杂性，术后进食的时间、食物种类、次数及量需由医护人员指导。对于胃肠道、食道部位的手术，就算术后已经放屁了也暂时不可以进食，因为消化道上的伤口尚未愈合，这个时候进食会不利于伤口愈合。

六、腹腔镜胆囊切除术后什么时候可以进食？

腹腔镜胆囊切除术是常见的微创手术，由于手术不涉及肠道范围，患者术后回到病房，等麻醉清醒后即可少量饮水；如果没有恶心、呕吐、腹痛、呛咳等不适，术后4小时就可以饮用200～400 ml清饮料中的糖水或者碳水化合物饮料。现在许多医院都有腹腔镜胆囊切除术加速康复围手术期护理途径，会在术前2小时及术后4小时为患者准备碳水化合物饮品，保证营养供给，促进康复。

术后6～8小时就可以开始吃流质饮食，也就是容易吞咽、易消化、无刺激性的食物，例如米汤、稀藕粉、果汁等。之后就可以逐步过渡为半流质饮食、软质饮食到普通饮食。半流质饮食是指食物呈半流质、纤维少、易咀嚼、吞咽和消化的食物，例如粥、鸡蛋羹、土豆泥等。软质饮食的食物要碎、烂、软，少油炸、少油腻、少粗纤维，例如软饭、面条、切碎煮熟的青菜、肉类等。

恢复普通饮食之后，切记莫要大吃大喝，应该吃一些少油、高维生素、富含膳食纤维的食物，多吃新鲜的蔬菜、水果。

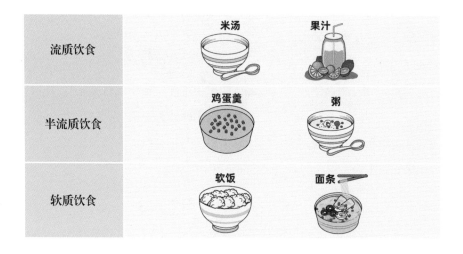

（范美龄　高敏）

七、腹腔镜胆囊切除术后需要大补吗？

传统观念认为手术之后身体虚弱一定要大补，才能把亏掉的"元气"补回来。那到底是"补"还是"不补"？且听我给你娓娓道来。

现在90%以上的胆囊切除，都是采用的微创化、精准化的腹腔镜技术，失血量非常少，一般情况下只有10~20 ml的失血量，比女性一次月经的失血量还要少。所以，不用担心因失血量太大而亏损了自己的"元气"。

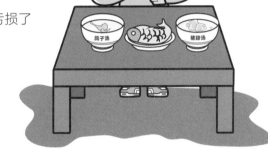

据统计，胆囊切除90%以上是因为胆囊结石或胆囊息肉。那胆囊结石形成的原因是什么？哪些人是患胆囊结石的高危人群呢？

（1）饮食习惯不健康。长期进食高脂肪、高能量、高胆固醇的食物。

（2）作息习惯不规律。进食不规律、饥一顿饱一顿、长期熬夜、久坐少动等不良作息习惯。

（3）特殊疾病人群。多次妊娠、长期禁食、克罗恩病等。

（4）细菌感染。细菌感染是形成胆囊结石的重要原因，易导致胆囊内沉积物吸附形成结石。

胆囊切除了，不要以为就万事大吉了。胆囊的主要作用是加工、浓缩和储存胆汁，而胆汁参与脂肪类食物的消化和吸收。胆囊切除后，胆道系统的生理结构发生改变，胆汁在胆道系统内需要重新平衡，这就需要一定的时间来调节。所以在胆囊切除术后6个月内，患者可能出现消化不良、腹胀、腹泻等消化道症状，随着时间的推移，有一部分人的症状会缓解，但仍有一部分人的症状会继续存在。

所以，胆囊切除术后，一般情况下不宜大补，以进食低脂肪、低胆固醇、高维生素等易消化的食物为原则，避免进食过于油腻的食物。

八、腹腔镜胆囊切除术后可以吃鸡蛋、喝牛奶吗？

相信大多数人早餐都会吃鸡蛋、喝牛奶，但如果是刚刚做了胆囊切除手术，可不可以吃鸡蛋、喝牛奶呢？

鸡蛋、牛奶既方便又有营养，是很多人早餐搭配的不二之选。其实在胆囊切除术后也不是完全不能进食鸡蛋、牛奶。胆囊切除后，用于储存胆汁的胆囊没有了，会出现代偿性胆管扩张，这会影响身体对于脂肪类食物的消化与吸收。一般在术后早期不建议食用全脂类牛奶，可以尝试一些脱脂、低脂的牛奶。虽然鸡蛋的胆固醇含量较高，但它的胆固醇主要分布于蛋黄，所以胆囊切除后可以尝试先吃蛋白，如果吃了蛋白没有异常症状，待消化功能恢复后再过渡到吃整个鸡蛋。

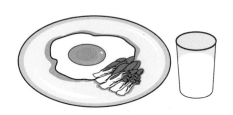

九、腹腔镜胆囊切除术后可以吃火锅吗？

对于无辣不欢的四川人，火锅可是饮食文化的灵魂，那么腹腔镜胆囊切除术后可不可以吃火锅呢？这需根据火锅的材料、烹饪情况，再结合自身消化情况来定，一般情况下还是建议少吃。

因为火锅中的油脂含量较高，过多食用会不容易消化，而且辛辣的火锅调料会刺激胃肠道，部分患者在胆囊切除后消化功能会明显下降，这一类患者在吃火锅后容易出现腹胀、腹泻等不适。虽然大部分患者经过一段

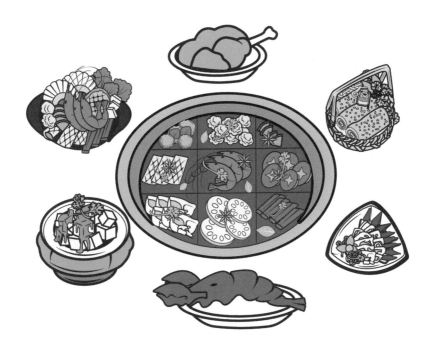

时间适应，可以通过胆管扩张来代偿胆囊的功能，使胆汁质量能够有所提升，从而使消化功能有所恢复，但日常饮食还是要以新鲜蔬菜、水果为主。

确实很想吃火锅的时候怎么办呀？为了我们的身体健康，特别想解馋的时候，倔强的四川人就妥协一下，点个鸳鸯锅，尽量少吃辛辣的红锅，选择清淡不油腻的白锅吧。

十、肝脏手术后吃什么？

"医生，我昨天做的肝脏手术，今天精神还可以，就是肚子好饿呀，可不可以吃东西呢？"

虽然肝脏手术没有涉及到肠道，但只要是腹部的手术，过早进食都容易引起腹胀等不适。

术后第一天早上可以先少量地喝一点水，没有不舒服的话下午可以尝试一些蔬菜汤、米汤等流质饮食，但要避免摄入豆浆、牛奶等饮品，以免引起腹胀。这个过程一定要注意少量多次地进行，如果感觉腹胀明显，就要暂停喝水和进食流质饮食了。

那什么时候可以正常吃饭呢？不要着急哈，通常在放屁后，一般术后第二天可以吃稀饭或蒸蛋之类的半流质食物。遵循由稀到稠，由软到硬的饮食原则，如果有食管胃底静脉曲张则要注意避免摄入骨头、坚果等坚硬的食物。手术后要注意早期适当地下床活动，这可以帮助胃肠蠕动，促进消化，减轻腹胀的感觉。

那么肝脏手术后恢复正常饮食后应该怎么吃呢？

肝脏手术后饮食一定要清淡，避免油腻，以免加重肝脏负担，还要注意少食多餐，不偏食、饱食，此外还需戒烟、忌酒。

肝脏手术后需不需要吃些增加营养的食物呢？在消化功能恢复得不错的情况下宜食用高蛋白、高能量、高维生素、低脂肪饮食来增加营养，均衡膳食，并注意避免粗纤维、带刺、带骨及刺激性食物。高蛋白食物可选择鸡、鸭、鱼、牛、羊的肉，海鲜等；高维生素食物尽可能选择新鲜的瓜果蔬菜。

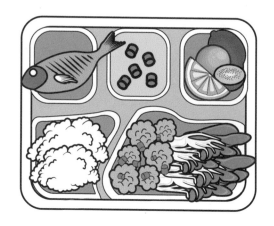

日常生活中注意不要熬夜劳累，要保证充足的睡眠，适量活动。手术以后应当定期复查肝功能指标、做腹部影像学检查，动态了解肝功能恢复情况。

十一、胰腺手术后多久可以进食？

"胰腺这个器官我们都比较熟悉，那胰腺的主要作用大家知道是什么吗？"

"我知道，胰腺是消化器官嘛。"

"我也知道，胰岛素就是它分泌的。"

胰腺是人体重要的消化器官，它的作用主要是负责合成和分泌多种消化酶，然后消化酶进入肠道促进食物的消化和分解。同时，它也是分泌胰岛素的重要器官，胰岛素分泌过少会导致糖尿病，分泌过多则会导致低血糖的发生。胰腺发挥着调节和稳定我们身体血糖的作用。

那么做了胰腺手术的患者多久可以进食呢？这根据不同手术方式、术中是否涉及消化道重建而存在差异。

如果是单纯的胰腺手术，比如未涉及肠道重建的胰体尾切除术，根据现在提倡的早期康复理念，一般术后第二天即可先试着喝水、吃流质饮食，如果没有不适，就可以逐渐过渡至正常饮食。

但是如果是胰十二指肠切除术这类创伤大，并且涉及到消化道重建的手术就不一样了。这是为什么呢？我们先看下图。

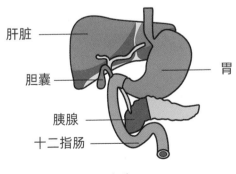

术前

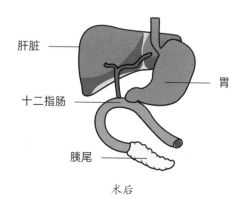

肝脏

胃

十二指肠

胰尾

术后

如图所示，这类手术后，消化道结构发生了改变，患者需要时间重新适应，并且消化道有伤口，消化液和食物的刺激会不利于伤口愈合。在消化道功能还未恢复之前，进食可能会加重消化道负担，严重的可能会导致消化道瘘，就是食物从伤口处漏出来，消化道瘘是一个可能会危及生命的并发症。所以这类手术的术后进食时间需要适当推迟，而且进食过程要慎之又慎。

那既然这么严谨，在保证营养方面有什么不一样的地方呢？面对这类手术，医生通常会在术中放置空肠营养管。在未进食的术后前期阶段，会通过营养管输入营养液，让营养液避开吻合口（伤口）直接进入空肠，使肠道在早期就开始恢复，也避免了食物刺激伤口，影响愈合。可以经口进食后，医生会根据患者情况拔除空肠营养管，让患者慢慢过渡到

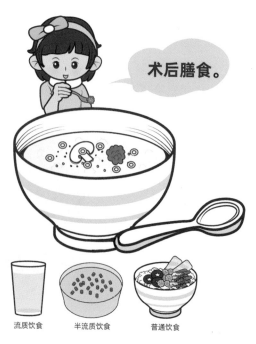

术后膳食。

流质饮食　　　半流质饮食　　　普通饮食

正常饮食。

那术后通常需要多久才能经口进食呢？

一般情况下患者出现放屁（术后3~5天）后可少量进水、果汁、米汤、稀藕粉等流质食物，每次1~2勺，若没有腹胀不适可增加饮水、进食次数，但每次要少量。7~10天无明显不适，可逐步过渡到半流质饮食，如鸡蛋羹、稀饭等，少量多餐。一般术后两周，基本可以恢复到正常饮食、少食多餐来维持身体的基本营养需要。

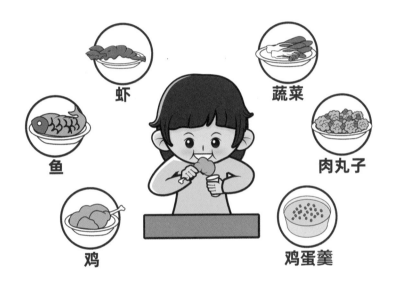

十二、胰腺手术后怎么吃？

上面我们讲了胰腺是人体重要的消化器官，胰腺手术患者切除了一部分胰腺组织以后，消化功能肯定会不如正常人，主要表现为对高脂肪食物的不适应，经常会有腹胀、腹泻等症状。

那胰腺手术后饮食有什么需要注意的呢？

胰腺手术后饮食主要以清淡、易消化、高蛋白质、低脂肪、少量多餐、循序渐进为原则，不能暴饮暴食。

术后恢复正常饮食后应先从软质食物吃起，如软饭、面条等，然后逐渐增加其他高蛋白食物，如鱼肉、瘦肉丸子等。吃瓜果类食物时，一定要洗净，要多吃含维生素A的食物，如胡萝卜、菠菜、豌豆、裙带菜、木耳菜等。不吃生、冷、硬的食物，忌辛辣刺激的食物和调味品等。为了更好地康复，患者还需忌抽烟、喝酒等这类对术后康复不利的行为。此外还可以遵医嘱服用一些能够改善消化功能的益生菌、助消化药物。

十三、伴有特殊疾病人群吃什么？

有很大一部分患者，他们除了有一些消化道方面的问题外，还合并一些其他方面的疾病，对于这些人群，他们在饮食方面又有什么需要注意的呢？表4-1可供大家结合自身需要作为参考。

表4-1　伴有特殊疾病人群饮食推荐

合并疾病	推荐饮食原则	具体食物
高血压	低盐低脂饮食	日常用盐2～5克/天，避免咸菜、榨菜、腊肉等腌制类食物；避免油炸食品、肥肉、坚果类等脂肪量多的食物

续表

合并疾病	推荐饮食原则	具体食物
糖尿病	食物多样、能量适宜、主食定量、清淡饮食、规律进餐	1.主食可以遵循粗粮、细粮搭配食用的原则。另外，米饭、馒头、包子、饺子、面条种类不限，但应尽量控制在七八成饱，通常一天的总主食量在500克左右。在吃主食时尽量每餐的量相对固定，吃的时间相对固定 2.可食用各种新鲜蔬菜，特别是含有丰富膳食纤维的芹菜、苦瓜等蔬菜 3.肉、蛋、奶也非常重要，一般建议控制在一天500克左右 4.在血糖控制相对稳定情况下，可以在两餐之间吃一些新鲜水果，例如苹果、梨、橙子等
痛风	四低一高的饮食： 1.低嘌呤 2.低脂：血脂的升高可能会影响尿酸的代谢，从而使尿酸水平升高 3.低能量：高能量饮食可能会导致身体肥胖，也会影响尿酸代谢 4.低盐 5.高水分：促进尿酸排泄	1.拒绝动物内脏、海鲜、啤酒、浓肉汤、小虾、扁豆等高嘌呤食物 2.拒绝脂肪含量高的食物，如肥肉、油炸食品等 3.避免高糖的食物及水果，如奶油、蛋糕、西瓜、香蕉等 4.低盐 5.每日饮水量要在2000 ml以上

续表

合并疾病	推荐饮食原则	具体食物
肾功能不全	低脂、低盐、优质低蛋白（蛋白质30克/天）、低嘌呤、低钾、高钙饮食	1.优质低蛋白饮食，比如鸡蛋、牛奶、鱼肉、瘦肉等，少食豆类、豆浆、豆腐等植物蛋白 2.低盐饮食、适量饮水，如果出现水肿、尿少，则应控制水、盐的摄入，以减轻水肿的程度 3.补充微量元素，注意补充叶酸、钙、铁、锌等矿物质，可选择菠菜、胡萝卜等 4.高钾血症患者要控制钾的摄入，比如香蕉、橘子、土豆、木耳、紫菜、菇类等含钾丰富的食物应少吃 5.适当补充维生素D，因代谢异常及营养摄入不足，体内维生素D水平降低，平时可以多晒太阳
肝硬化/门脉高压	高蛋白质、高维生素、低糖、低脂、低盐饮食	选择菜泥、肉末、烂饭等细软的食物，避免粗硬、带刺、带骨及辛辣刺激的食物。当有腹水和肝性脑病时，需减少蛋白质、水和盐的摄入

（杨晨 范美龄 邱春梅）

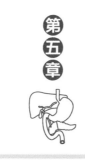

第五章

疼痛管理

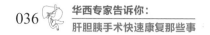

一、术后到底有多痛?

很多人在手术前都会担心一件事儿:如果顺产生孩子是十级痛,那么腹部手术后到底有多痛?今天我们就一起来聊聊术后疼痛那些事儿。

国际疼痛学会将疼痛定义为:由于真实的或潜在的组织损伤所产生的不愉悦感觉和情绪感受。疼痛的量化是非常重要的,术后到底有多痛,别人说了都不算,只能由患者自己表达疼痛感受。

目前常用的疼痛评估方法有以下几种:

(1)视觉模拟评分法(visual analogue scale, VAS)是使用一条长 10 cm 的直线,一端为"0",表示"完全无痛",另一端为"10",表示"痛到极点",中间部分表示由"完全无痛"到"痛到极点"之间逐渐递增的不同程度疼痛,由患者在上面标记出最能代表其疼痛强度的点。

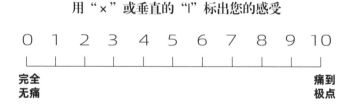

用"×"或垂直的"|"标出您的感受

（2）数字评定量表（numerical rating scale, NRS）是采用0~10的数字表示疼痛强度，其中"0"表示"无痛"，"10"表示"最痛"，让患者自己选出一个最能代表疼痛强度的数字。这尤其适用于老年人和文化程度较低者。

数字评定量表

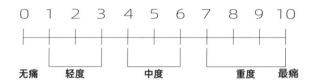

（3）五点口述分级评分法（verbal rating scale-five, VRS-5）由一系列描绘疼痛的形容词组成。

口头评定量表

0	1	2	3	4	5
无痛	轻度不适	不适	比较疼痛难受	非常疼痛	疼痛到极点

（4）面部表情疼痛评估法（face pain scale, FPS）要求患者对整体疼痛程度进行从0（无痛）到10（剧烈痛）评分，同时使用6种不同的面部表情，从"微笑"至"哭泣"来表达疼痛。直观且易于理解，适合于任何年龄。

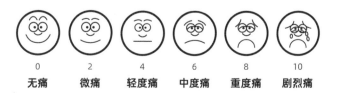

因此，不要总听别人说手术有多痛，每个人对疼痛的感受是不一样的，认同自己的感受，将真实的痛感表达给医护人员，对促进术后康复具有重要的意义。

二、术后疼痛对机体有哪些影响？

术后疼痛是人体受到手术伤害刺激后的一种反应，是继麻醉、手术创伤之后对身体的又一次打击。曾有人说："疼痛是上天送给人类的礼物，因为有了疼痛，人类可以及时躲避伤害性刺激，从而避免更大的伤害。"事实真的是这样吗？在医学上，疼痛并没有值得赞扬的地方。相反，手术疼痛特别是术后疼痛，会给人体带来强烈的应激反应，将对各器官、系统产生不利影响。那么术后疼痛对我们的身体究竟有哪些影响呢？

（1）呼吸系统。术后因为疼痛不敢咳嗽，导致呼吸道里的痰液不能及时排出，形成痰液淤积，容易引起呼吸困难和肺部感染。

（2）心血管系统。疼痛可使心率增快、血压增高，疼痛让患者不敢下床活动，一直卧床又会使血流速度变慢，给静脉血栓的形成提供了条件。

（3）消化及泌尿系统。疼痛导致胃肠蠕动减弱，长时间不能放屁，易引发胃肠胀气及肠梗阻。此外，疼痛还会引起排尿困难，长时间排尿不畅可能引起尿路感染。

（4）内分泌及代谢系统。疼痛使得患者食欲不振、营养摄入减少，会导致伤口愈合时间延长。

（5）心理及精神的影响。引起失眠、焦虑及痛苦感，使患者精神疲惫、术后疲劳感增加、精力不足，进而影响康复。

（6）影响痛觉调节机制，导致慢性病理疼痛。

疼痛治疗的好坏对术后恢复及手术效果有着直接影响，因此术后疼痛不容忽视。

三、需要忍耐术后疼痛吗？

长期以来人们认为术后疼痛是不可避免的，因此对术后的疼痛只是默默忍受，甚至把它当成一种坚毅的表现。

忍一忍，疼痛就真的会消失吗？

事实上，长时间地忍耐会使疼痛变成一种不可逆转的伤害，严重者可引起抑郁症和慢性疼痛综合征。当疼痛演变为慢性疼痛时，还需要专门的治疗。

手术后的伤口疼痛为急性疼痛，对身体各个系统都会产生不良的影响，是最常见和最需要处理的疼痛，在术后的48小时内疼痛表现最为强烈。手术后不仅要镇痛，还要达到良好的镇痛效果，镇痛时间多为24～48个小时，一些创伤比较大的手术，可能需要更长的镇痛时间。

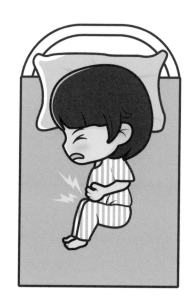

因此，术后疼痛不能"硬扛"，忍一时未必风平浪静，一味忍受疼痛不利于术后康复，一定要尽早得到诊治，才能有效预防术后慢性疼痛，提高患者术后的生活质量。

四、减轻术后疼痛的方法有哪些？

"减轻术后疼痛的方法有哪些？"

"这个简单，打吗啡、杜冷丁嘛，听说还有一种可以背在身上镇痛的机器。"

随着现代医疗技术不断发展，根据疼痛的不同类型与表现，会采取不同的镇痛方法，通常分为不用药和用药两类治疗方法。

1.不用药的治疗方法

包括音乐疗法、心理支持疗法、转移注意力等方法，通过减少影响疼痛的相关因素来达到良好的疼痛控制效果。

（1）音乐疗法。以播放音乐的方式加强情感体验，放松心情。

（2）心理支持疗法。通过与他人积极沟通交流，表达自己对疼痛最深刻的想法与感受，克服恐惧心理。

（3）转移注意力。通过看电视、聊天等方式转移注意力。

2.用药的治疗方法

用药时要注意以下要点。

（1）提倡口服用药。在治疗中提倡只要能口服应用的药物，建议以口服用药为主，尽可能减少针剂、皮下注射剂的使用。仅在严重恶心、呕吐、不能吞咽等情况下才考虑其他非口服的用药方式。口服困难的患者，可以采用部分贴剂来改善用药方法。

（2）按时给药。按照规定的间隔时间给药，即无论给药当时是否发生疼痛，都按规定的间隔时间给药一次，而不是发生疼痛了再用药，以保证疼痛治疗的连续性。

（3）按阶梯选择镇痛药。不同程度的疼痛选择对应阶梯的药物，由弱到强用药。第一阶梯代表药为阿司匹林、布洛芬等非阿片类镇痛药，第二阶梯药物是以可待因为代表的弱阿片类药物，第三阶梯药物是以吗啡为代表的强阿片类药物。

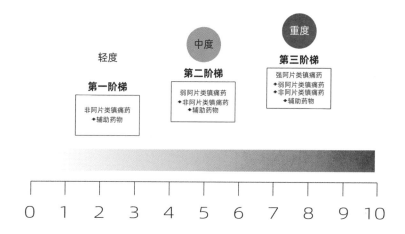

（4）用药个体化。根据疼痛的强度、持续时间，对生活、睡眠等的影响，对药物的耐受力、经济承受能力等因素，个体化地选择药物。

（5）注意用药的不良反应。主要是针对药物引发的不良反应，给予细节性的观察，最大化地满足疼痛治疗的需要，减少药物不良反应的发生。

减轻术后疼痛的方式多种多样，有效的镇痛方式更利于术后康复，你了解了吗？

五、术后多痛才能用镇痛药？

病友交流时，往往会听到这样的疑惑："手术后到底要多痛才能用镇痛药？是不是只有严重疼痛才需要镇痛呢？哪种程度又叫严重疼痛呢？"

其实对于疼痛程度的判断，最主要的依据还是患者的主观感受。前面我们有提到疼痛评估量表，患者要学会运用疼痛评估工具来描述疼痛程度，方便医护人员采取对应的治疗方法。比如使用数字评定量表：

（1）轻度疼痛（1～3分）。疼痛可以忍受，能够正常地生活与睡眠，一般不需要用药，可给予转移注意力、冰敷、热敷及按摩等处理，出血性疼痛则不能按摩。

（2）中度疼痛（4～6分）。疼痛无法忍受，影响到生活和睡眠，需要进行镇痛，通常应用非甾体类抗炎镇痛药物，如塞来昔布、布洛芬等。患者如果是既往有胃肠道溃疡史，应在医生指导下换用其他药物，或减少药物剂量。

（3）重度疼痛（7～10分）。疼痛无法忍受，完全无法入睡，严重影响生活和睡眠。应立即镇痛，给予阿片类加非甾体抗炎药和辅助镇痛药物，肌注或静脉用药一般在10～15分钟起效。

消除或减轻疼痛是不可忽视的问题，理想的术后镇痛需要患者和医护人员共同参与，患者准确地表达疼痛，然后由医护人员权衡利弊来选择最佳镇痛方案。

六、镇痛药会成瘾吗？

"医生，你给我用的啥子镇痛药哦，听说镇痛药用多了要上瘾啊，会不会以后离不开这个药啊？"

多年来，人们对疼痛的认识存在误区，认为疼痛是疾病的一种自然过程，能忍就忍着，运用镇痛药会成瘾，且不良反应很大。现代观念是不应该忍痛，现在的镇痛药物成瘾性小，就算是吗啡、杜冷丁，只要使用方法科学、正确，也不会上瘾。

目前常用的塞来昔布、帕瑞昔布等新一代非甾体抗炎镇痛药物，不仅没有人们担心的成瘾性，而且大大降低了损害胃肠道和影响血小板等不良反应的发生率，已经在国际上广泛使用。医生术后使用镇痛药也是按照阶梯治疗的原则循序渐进来的，所以请放心使用。

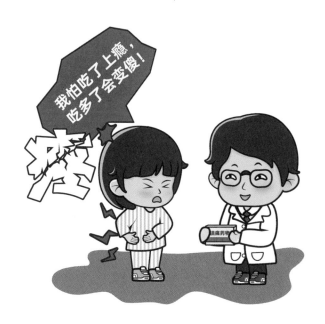

七、镇痛药有副作用吗？

俗话说，是药三分毒，镇痛药物也有一定的副作用，下面我们来看看镇痛药有哪些副作用：

（1）胃肠道反应。恶心、呕吐等胃肠道反应是镇痛药的一个主要副作用，但是这种情况一般不会持续太长时间，在患者适应几天后就会减轻

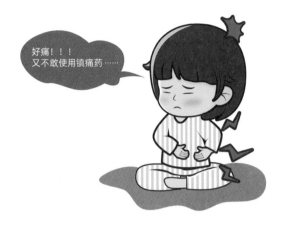

好痛！！！
又不敢使用镇痛药……

或者消失。在刚开始使用镇痛药时，患者可以在身边放一些橘子皮或者柚子皮，以缓解恶心、呕吐的症状。

（2）便秘。常见副作用，尤其是神经麻痹类药物，这类镇痛药会对胃肠道产生麻痹作用，导致胃肠蠕动减慢，出现便秘。一般情况下，医生会开一些缓泻剂，患者在饮食上也可多吃绿色蔬菜、水果以预防便秘。

（3）头晕、嗜睡。有些患者在服用镇痛药后会昏昏沉沉、头晕、乏力，感觉老是睡不醒，一般这种症状在几天后也会消失。

（陈芳　刘锐芮）

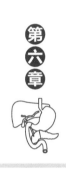

第六章

术后伤口及
管道护理

一、术后伤口出血的观察

出血是手术后常见的并发症之一，是医护人员和患者都非常关注、重视和警惕的一件事情。很多患者家属在看见患者伤口敷料上有血迹时，常常会表现得非常紧张。

其实，随着医疗及护理技术的发展和进步，现在术后出血的风险是逐步降低的。伤口敷料上常见的血迹，通常是伤口的渗血、渗液，不用太过紧张，一般通过更换伤口敷料就能得到有效处理。

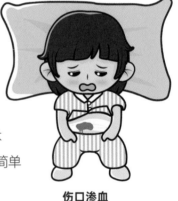

伤口渗血

如果不太确定是否有出血，请及时咨询医护人员哦！

我们作为患者或者家属应该如何判断术后出血呢？应该怎么处理呢？下面就给大家简单的介绍一下。

1.如何早期识别术后出血？

术后出血主要发生在手术后24小时内，可以观察到伤口敷料短时间内被鲜血浸湿，或者腹腔引流量在短时间内大量增多，例如每小时增加200 ml，这时我们要警惕出血的发生。除此以外，患者还可能有呼吸急促、心跳加快、面色苍白、腹部膨隆的表现，有的患者会发展至血压下降、小便量减少，甚至休克。血液检查会发现血红蛋白下降，B超可能表现为腹腔内有积液，腹腔可能穿刺出不凝固鲜血，这说明极有可能发生了出血。

2.术后出血怎么办？

发生出血，不要紧张，积极配合医护人员处理。

一般出血量较少时，常采取更换纱布敷料、加压包扎等措施，及时使用止血药物，加强观察和护理即可。

当出血量较多时，医护人员会根据情况进行输液或输血，必要时进行内镜下止血或手术止血。

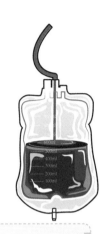

二、术后伤口渗液怎么办？

医生查房的时候常有患者问："医生，我这个伤口为什么会有一些黄色或者淡黄色的液体渗出来啊，把我的敷料都浸湿了，每天换几次还是这样，是伤口没有缝好吗？"您是否也有过这种情况呢？

首先，要明确渗液是伤口渗液还是引流管周围渗液；其次，观察渗液的颜色，一般最多见的是鲜红色、粉色、淡黄色、黄色、绿色等。鲜红色一般代表出血，需要按照出血处理；粉色及淡黄色是伤口愈合期最多见的，需要加强换药和营养支持。绿色常提示伴有感染，除了加强换药以外，医生还会根据患者情况选择使用抗生素抗感染治疗。

再次，要闻一闻渗出的液体有没有刺鼻的味道。如果有，需要采集标本确定是哪种细菌感染，再针对性的使用抗生素。

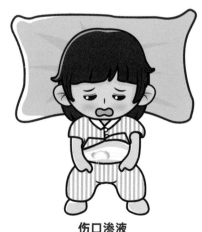

伤口渗液

最后，我们也应了解伤口渗液对患者的影响。一方面，渗液量过多、过少，或渗液中含有有害物质时会延迟伤口的愈合，增加患者住院时间，加重医疗负担；另一方面，并不是所有渗液对患者都是有害的，有的渗液可防止伤口干涸，提供细胞代谢所需营养。因此，对伤口渗液的管理目标应该是维持适当的湿性愈合环境，促进伤口愈合。

三、怎样促进手术伤口愈合？

手术后有哪些促进伤口愈合的方法呢？

1.红外线治疗

红外线治疗能够缓解手术后伤口带来的疼痛感，改善局部血液循环，加快新陈代谢，促进炎症吸收。一般治疗时间为20分钟，时间过久可能会导致烫伤及局部皮肤色素沉着。

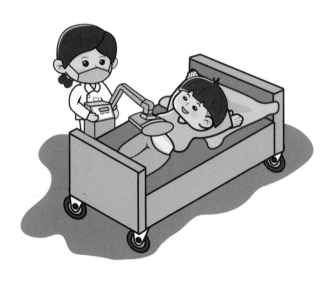

2.早期下床活动

很多患者认为刚做完手术就下床活动,不仅会引起疼痛,还可能造成伤口撕裂,影响伤口愈合。其实根据最新康复理念,早期下床活动有利于增加肺部通气量,促进伤口愈合,减少下肢深静脉血栓形成,促进胃肠功能恢复,避免肠粘连,促进引流,减少腹胀、感染等发生。

3.加强营养

营养不良会导致身体免疫力下降,伤口便难以愈合,甚至继发感染。机体经受手术后,会出现短期的高度消耗,因此,应及时合理补充营养。一般医护人员会指导可进食的术后患者吃蒸蛋、肉圆子汤、水果之类的食物,食物由稀到稠,少量多次进食。对于胆道疾病术后患者,如果有炖的食物,要少喝汤多吃肉,以减少脂肪增加蛋白质摄入。

4.定期伤口换药

术后患者在出院时,护士都会根据手术类型及伤口情况告知患者术后换药的时间。出院后,如果伤口没有红、肿、热、痛、渗血、渗液等异常情况的发生,只需要按照规定时间换药就可以了。有异常情况则需及时就诊,寻求专业处理。

四、手术伤口多久可以拆线

办理出院当天,会有很多患者询问:"医生,请问我这个伤口多久可以拆线啊?"

拆线时间因手术类型、手术部位、年龄、身体状况的不同存在一定差异。伤口越小、年龄越小、身体情况越好,恢复得也就越快。一般腹腔镜手术术后7～10天拆线，开腹手术术后10～14天拆线，具体需要根据伤口愈合情况、身体状态，延长或者缩短拆线时间。

拆完线后需要注意什么呢？

（1）不要剧烈运动，主要是避免伤口疼痛和裂开。比如说卷腹运动、高抬腿、提重物等，一切会加大腹腔压力的活动都应避免。

（2）注意观察伤口情况，一旦出现伤口发红、发热、肿胀、剧烈疼痛、伤口处有液体渗出或出现脓性分泌物，都应该第一时间去医院处理。

（3）拆线后应该继续使用纱布或者无菌敷料覆盖伤口，直到伤口完全愈合才可以去除伤口敷料。

（4）拆线后一周内保持伤口干燥，伤口周围可以轻轻擦洗，避免伤口感染。

（5）如果伤口瘙痒，可以用手掌按摩伤口周围缓解瘙痒，切记不可用力抓挠伤口。

五、伤口感染有什么表现？

伤口感染会出现红、肿、热、痛等情况，可伴有红色、褐色、黄色渗液。那么红、肿、热、痛分别代表什么？从字面上的意思也不难理解，红代表伤口发红，肿表示伤口肿胀，热代表伤口处发热，痛表示伤口疼痛。那么，伤口感染具体会出现哪些症状呢？

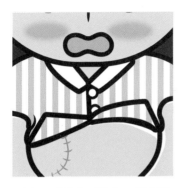
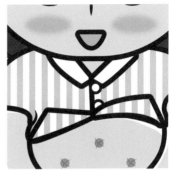

常规手术恢复后的伤口示意图　　腹腔镜手术恢复后的伤口示意图

（1）局部表现。急性感染一般有红、肿、热、痛和功能障碍的典型表现。化脓性感染除了有局部疼痛和压痛以外，还有皮肤肿胀、皮肤颜色发红、皮肤温度增高的表现，有的还会有肿块或硬结。

（2）全身症状。全身症状因伤口感染严重程度不同而存在差异。轻度感染患者全身症状不明显，感染较重者可能出现发热、呼吸加快、头痛乏力、精神不振、焦虑不安、心悸、出汗等不适症状，严重感染者会出现代谢紊乱、营养不良、贫血，甚至并发感染性休克等。

（3）器官与系统功能障碍。感染可能会直接侵入某一器官，导致该器官功能发生异常或障碍。严重感染导致脓毒症时，可引起肺、肝、肾、脑、心等器官的功能障碍。

如果发现伤口出现剧烈疼痛、肿胀、发红或者发热，一定要及时去医院处理，以免延误治疗。

六、腹腔引流液的正常颜色是什么？

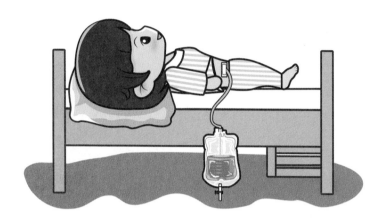

手术后安置引流管的作用除了引流出多余液体，医护人员还可通过引流出的引流液颜色、量和性状判断患者腹腔内情况。引流液的颜色一直是困扰患者的主要问题之一，引流液应该出现什么颜色才是正常现象？我们作为患者或者家属应该怎么观察？

下面我们就给大家总结了临床上常见的腹腔引流液的颜色、状态及其代表的情况：

（1）清亮淡黄色。如果腹腔引流液的颜色是清亮淡黄色的，说明是腹腔正常的渗出液，提示腹腔吸收良好，一般不需要特殊处理，待液体自行吸收即可。

（2）浑浊黄色。如果腹腔引流管出现了黄色的浑浊液体，说明腹腔内存在有明显的脓液，提示腹腔感染，这个时候需要使用抗生素并保持腹腔引流管通畅，以促进感染的吸收。

（3）墨绿色。如果腹腔引流管出现墨绿色的液体（墨绿色是胆汁的正常颜色），这说明存在胆瘘或者十二指肠瘘。这时需要保持引流管通畅，改善营养状态并积极进行抗感染治疗。

（4）淡红色。如果腹腔引流管内出现少量淡红色的液体，说明伤口愈合良好，处于愈合状态，无须处理，之后引流液的颜色会逐渐变淡，量会逐渐变少。

（5）鲜红色。一旦引流管内出现大量鲜红色液体或者血块的情况，提示腹腔内存在出血，需要进一步检查、干预，甚至有二次手术的可能。

以上几种是临床常见的腹部手术后引流液的颜色，我们作为患者或者家属，要及时观察引流液的颜色及敷料的颜色，做到及时发现问题，及时请医护人员处理。

七、术后安置T管的作用是什么？

什么叫作"T管"？哪些手术后需要安置T管？安置T管的作用是什么？下面我们来一一说明这些问题。

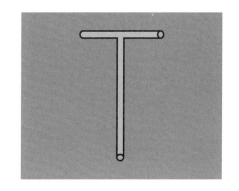

T管是指"T"型引流管，是当胆管被切开以后放在胆总管内的一根管子，T管横向管的两头分别放入肝总管及胆总管，竖向管放置引流袋，方便胆汁引流出腹腔外。

一般情况下，如肝内胆管结石、肝外胆管结石、胆道损伤、急性化脓性胆管炎及胆道蛔虫病等胆道疾病的术后需要放置T管。

放置T管的作用是什么呢？

（1）引流胆汁，防止胆漏。T管持续引流具有减轻压力的作用，防止胆汁外漏，避免引起胆汁性腹膜炎。

（2）支撑胆道，防止狭窄。胆总管切开后如果直接缝合，易造成胆总管的狭窄，安置T管避免了再次堵塞的可能。

（3）观察窗口，操作通路。T管引流出的胆汁颜色、量及性状可以作为评估肝功能恢复情况的窗口，也可以通过T管作为一个手术通道将胆总管内残余的结石再次取出。

（4）促进胆道炎症的消退。

八、T管的引流液是什么颜色？

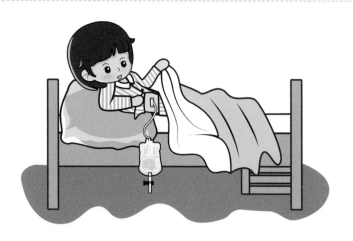

安置了T管是否就万事大吉了？当然不是，后续我们需要关注的问题还有很多，比如说引流液的颜色是否正常?如何识别异常的引流液？

T管引流出的是胆汁，所以正常颜色为金黄色、黄绿色或墨绿色，一般清亮无渣。在术后1～2天可能会出现黄色浑浊液体，随着时间推移颜色会越来越深，越来越清亮。T管引流液的常见异常颜色或状态及其代表的情况有以下几种：

（1）红色。当T管内出现红色或者鲜红色引流液，提示胆管内有出血现象，需根据医生要求处理。

（2）淡黄色且胆汁稀薄。T管引流液呈淡黄色且胆汁稀薄，提示患者肝功能不好，需要使用保肝药物。

（3）草绿色。T管引流液呈草绿色，代表细菌感染或者被胃酸侵犯引起了氧化，可以继续观察。

（4）白色。T管引流液呈白色，可能是胆道梗阻，继续观察即可。

（5）出现泥沙样残余结石或脓性液体，提示胆管内感染严重，需继续利胆和抗感染治疗，不要夹闭T管。

除了观察胆汁颜色、状态外，我们还需要注意引流出的液体量。一般胆汁每天的正常分泌量为800～1000 ml，过多提示胆总管下段堵塞，过少提示T管堵塞和（或）肝功能衰竭。如果引流液突然减少甚至没有引流，提示T管脱落，需要第一时间去医院处理。

九、安置胃管的作用及胃管引流液的颜色是什么？

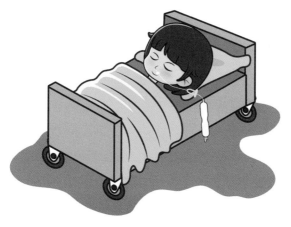

术前医生与患者或家属签署手术同意书时会说："你这个手术需要安

置胃管，明天会有护士老师到床旁安置，不要太紧张。"一般这个时候患者和家属就会问为什么要安置胃管？

1.安置胃管的作用

（1）减轻胃肠道压力。在腹部手术过程中需要减少腹部压力，避免腹部压力过高引起胸腔压力升高导致呼吸和循环障碍。

（2）预防误吸。全麻手术过程中可能会出现麻醉引起的误吸、呕吐等情况。

（3）预防肠道痉挛。肠痉挛主要表现为手术后腹胀、腹痛。出现腹胀、腹痛后，患者不适感增多，影响后续康复。

（4）减少术后恶心、呕吐。很多患者对麻醉药物的反应主要表现为恶心、呕吐，安置胃管以后可减少恶心、呕吐。

（5）提供营养。胃管可作为运送营养的桥梁，患者禁食后可通过胃管将营养液注入胃内，保证患者得到相应的营养支持，促进康复。

2.如何观察胃管引流液的颜色

（1）清亮透明。一般是患者术前安置胃管后引流出的正常颜色。

（2）清亮透明伴少许粉色。可能是安置胃管过程中因黏膜损伤造成的少量出血，无须处理。

（3）淡黄色。当患者出现淡黄色胃液时，常常提示存在肠梗阻，需要解除梗阻。

（4）咖色。提示胃内有陈旧性出血，可继续观察。

（5）草绿色。当胆汁反流时，引流出的液体是草绿色。

（6）褐色或鲜红色。当胃管引流出鲜红色液体，且在1小时内超过200 ml，提示有活动性出血，需要立即通知医生处理。

目前在加速康复理念的影响下，并不是所有腹部手术都需要安置胃管，这样一来，减少了患者的不适，利于患者早期下床活动，促进肠功能的恢复。

十、为什么要安置导尿管？

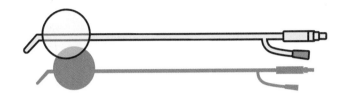

　　安置导尿管可引流出膀胱内多余的尿液，使膀胱处于空虚状态。一般手术患者都是暂时性安置导尿管，无特殊情况，在术后1～2天内就会拔除。据不完全统计，80%以上的患者对安置导尿管有心理阴影，有些甚至克服不了心理障碍而拒绝手术。

　　安置导尿管有哪些作用呢？

　　（1）避免膀胱"爆炸"。24小时内，人体大约会产生2000 ml尿液，而正常膀胱的容量为500～800 ml，所以人每天需要排小便3～6次，如果手术时间长却不安置导尿管，会把膀胱憋到"爆炸"。

　　（2）利于手术操作。若膀胱内的尿液没有及时排出，膀胱充盈状态会阻挡医生手术的视线，可能会造成损伤。

　　（3）便于观察尿量。尿量可以及时反映出肾脏功能和循环功能，手术过程中麻醉医生需要随时观察患者的尿量，再根据尿量及时调整输入液体量，使出入平衡。

　　（4）防止污染手术区域。使用麻醉药物后可能会导致患者括约肌松弛，使尿液随尿道口流出，尿液可能会污染手术区域。

　　（5）预防感染。多余尿量不排出体外会导致尿路感染，就像活水沟因水不流动变成臭水沟。

　　安置导尿管可能会出现不适，在安置导尿管之前一般会使用润滑剂或者表面麻醉药物，患者不需要太紧张，而且患者心情放松配合医护人员，安置导尿管也会更加顺畅。

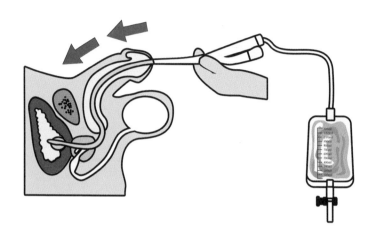

十一、避免管道意外脱落怎么做？

有这样一个案例：患者男，68岁，肝癌术后4天，可自行活动，置有一根腹腔引流管，一天晚上不慎把腹腔引流管拔出，因未及时发现，引流口处流出不少血液。在临床上经常会出现引流管脱落的情况，轻者可能只有一点疼痛的感觉，严重的可能导致大出血，甚至二次手术。我们应该如何避免这种意外的发生呢？

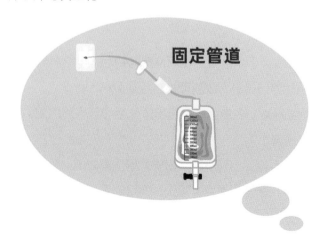

固定管道

（1）及时拔管。只有把引流管拔除才能彻底解决引流管脱落，医护人员应及时评估患者情况，争取尽早拔管。

（2）患者翻身、下床活动、排便时应该妥善固定引流管并避免拉扯管道。

（3）因引流管感到疼痛不适的患者应遵医嘱合理使用止疼药物。

（4）对于烦躁不安的患者，医护人员应根据情况及时约束或者使用镇静安眠药物。

（5）及时更换引流袋。

（6）卧床时引流袋位置应固定在床挡处，站立或者坐位时引流袋应该固定在引流口以下。

需要特别注意的是，在管道不小心被拔出一部分时，应第一时间按住引流口，防止管道全部脱落，再尽快去医院进行专业的处理。如果引流管全部脱出，不要盲目地把管道放回引流口，避免引发感染；当伤口处有出血的现象时，应马上用手按住伤口，及时到医院急诊科寻求专科医生意见。

每一根引流管都有属于它自己的使命，我们要保护好它，才能使它完成自己的使命。

（方利　李争华）

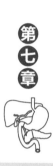

第七章

术后早期活动

一、为什么要术后早期活动

很多患者认为做完手术应该在床上躺着静养，不能过早活动。

俗话说生命在于运动，活动可以使患者各系统功能保持良好的状态，有助于促进身体机能维持良好的状态。那么，对于手术后的患者，术后早期活动有什么好处呢？

1.术后早期活动可预防静脉血栓

由于在手术过程中人处于平躺状态，缺乏活动，血液循环缓慢，会导致下肢的血液淤滞，血液凝固成块形成血栓。如果血栓脱落，它会跟着血液一起循环，来到肺，造成肺栓塞，出现咳嗽、胸痛、呼吸困难，严重者危及生命。因此，术后早期下床活动，可以恢复下肢的肌肉力量，改善血液循环，促进新陈代谢，让血液"跑"起来，从而预防血栓的形成。

2.术后早期活动可促进肠道功能恢复

麻醉剂的使用，会抑制胃肠道功能，肠道蠕动变少，肠内容物逐渐堆积易导致腹胀和食欲下降。若肠管与肠管发生粘连，肠管蠕动时会引起腹痛，严重的会出现肠梗阻、肠坏死，需要二次手术。所以早期下床活动，可以给机体提供"返工"的信号，促进胃肠开始工作，争取早期进食，更快康复。

3.术后早期活动可预防肺部并发症

术后早期活动使空气进出肺的量增加，呼吸幅度大而有力，呼吸道分泌物容易咳出，从而有利于防止肺部感染。

术后早期的活动除了能促进机体功能恢复，还可避免一些并发症的发

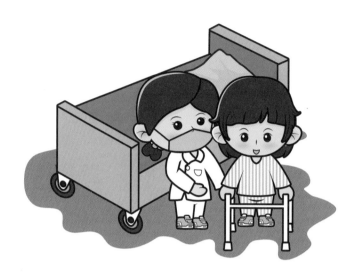

生，但我们也要注意运动的强度和持续时间，选择正确的活动方式，避免身体劳累和受伤。接下来，将会为大家科普正确的普外科手术后活动方法。

二、腹腔镜胆囊切除术后多久可以下床活动？

腹腔镜胆囊切除术是微创手术，使用一种特殊器械，通过微创方式在腹部打1~4个5~10 mm的小孔进入腹腔进行手术。具有创伤小、痛苦轻、恢复快、伤口愈合后瘢痕微小、疗效肯定等优点。

一些身强力壮的患者会说："这手术一点都不痛嘛，我今天就想去厕所排大小便。"虽然术后创伤小，但还是应该遵循医护人员的指导下床活动。医护人员会根据患者活动的耐力、病情、疼痛程度及心肺功能等情况进行评估，可以下床活动的患者，护士会协助患者取下身上的监护仪，协助其下床活动。

由于术中麻醉药物的作用，术后患者可能会感到头晕、恶心，中老年人下床活动时跌倒的风险会增高。此外，长时间卧床的患者忽然下床走动易发生体位性低血压导致头晕，增加跌倒风险。另外，在晚上灯光差的情况下患者个人如厕，极具跌倒风险。因此，在晚上，护士会告知患者尤其是老年人尽量少下床。

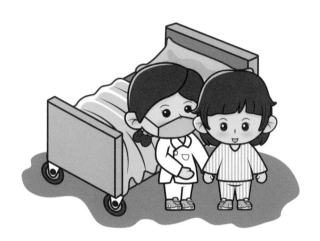

三、肝胆胰手术后床上活动的方法

肝胆胰手术后，患者可能携带各种引流管，外加伤口疼痛，导致患者不敢活动，认为手术后常常需要休养一段时日，身体才能恢复健康。然而，很多患者认为"休养"就是"躺着不能动"，这就是一个误区了。

术后早期的活动，不仅能促进早日恢复健康，也是预防术后并发症的好方法。那么，做过手术后这段时期到底应该如何活动呢？

患者麻醉清醒后，即可在床上进行深呼吸训练、咳嗽排痰、四肢屈伸运动及踝泵运动。次日，可在床上坐起或坐在床旁，如无不适可在床边站立。

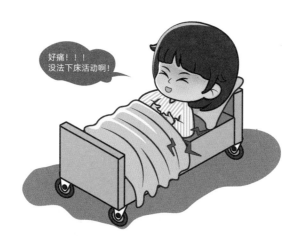

（1）做深呼吸训练，可减少术后肺炎、肺不张等并发症的发生风险。有效的深呼吸训练在吸气时应缓缓让胸部扩张保持3秒，将嘴唇缩成吹笛状，再将气体通过嘴缓慢吹出。这样的深呼吸训练每30分钟做5~10次即可。

（2）在深呼吸训练过后，先深吸气再张大口连续大力咳嗽2次，将痰液咳出。在咳嗽时可用双手按压好伤口，以减轻疼痛。

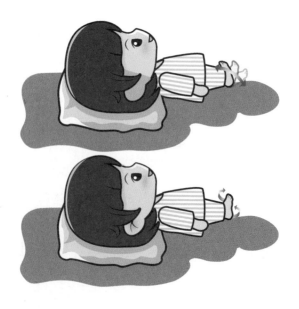

（3）在床上需每2小时翻身一次。长期卧床会导致局部皮肤受压时间增加，进而导致其持续缺血、缺氧、营养不足，最终使皮肤溃烂坏死。因此，术后早期应根据护士指导在床上进行翻身活动。

（4）四肢屈伸活动也尤为重要，此举可以改善血液循环，有效预防血栓形成。具体活动方法为：将双脚绷直再翘起，停顿5秒再做下一个动作；也可以脚踝为中心，转动脚掌，早晚各6次每次持续10分钟。这些动物可促使血管内的血流增快，防止血栓形成。

特别注意：每次活动时间依病情及患者耐受程度而定，当患者感到头晕、心慌、大汗等不适时应立即休息，并及时呼叫护士。

四、肝胆胰手术后多久可以下床活动?

随着加速康复外科理念的推广，为了减少并发症，缩短康复周期，许多手术后患者被指导早期下床活动。但手术时长、方式的不同对患者下床活动的要求也各不相同。

临床中，患者和家属们常难以理解，明明刚做完手术，伤口还没长好，为什么护士总是追着让患者翻身下床做运动？是不是太着急了？术后早期活动的好处在前文中已向大家进行了说明，如果患者感觉伤口疼痛，活动困难，责任护士、麻醉医生和外科医生会针对手术后的疼痛进行干预，通过携带镇痛泵、早晚规律使用镇痛药等方法减少患者的疼痛感，帮助患者进行术后早期活动。

当术后第一天查房，医生检查患者身上的管道和伤口后，若确定患者能够下床活动，护士会协助患者去掉监护仪，指导患者由卧床到坐起再到床旁站立过渡。虽然没有严格的下床活动时间，但是在没有活动性出血等严重影响生命体征的情况下，患者早下床活动有百利而无一害。

　　一般的腹腔镜肝脏手术或胆道手术，在医生和护士评估后，患者如果没有出血和跌倒的危险，术后第一天即可下床活动。如果是开腹进行肝脏手术或胆道手术的患者，无特殊情况时，同样也是建议术后第一天下床活动，下床时可采用腹带束缚、提前使用镇痛针预防疼痛。

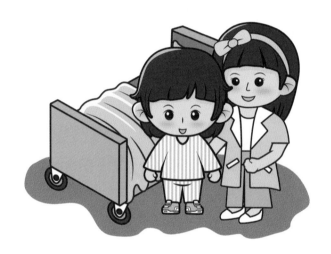

　　胰腺手术患者由于手术时间较长，"缝缝补补"的口子多，切除的脏器复杂，医护人员会根据患者的耐受程度、心肺功能、肌肉活动状态进行评估，一般建议在术后2～3天下床活动。

　　由于个体差异，手术方式及术中情况不同，医生对每一个患者的要求也随之不同。当你看见和你同一天做手术的人都已经下床活动，但自己还在床上被各种仪器束缚的时候，不用过于担心，医护人员会根据你的情况选择最适合你的下床活动时间。

五、术后早期下床活动的注意事项

术后早期下床活动的优点那么多，那我们需要注意些什么呢？现在为大家一一解答。

1.伤口太痛怎么办？

术后麻醉医生会给需要镇痛泵的患者准备镇痛泵，外科医生也会安排每日的镇痛方案。若活动时感觉伤口疼痛不适，患者可以告诉自己的责任护士，护士会为患者的疼痛进行评分，根据分值为患者处理，进而减轻患者的疼痛不适感。

2.下床活动会导致伤口裂开出血吗？

术中外科医生都会对切口进行缝合，万无一失后才会将患者送下手术台，所以下床走路等轻微活动是不会引起伤口裂开的。

3.引流管太多怎么办？

术后回病房时，护士会给每一根管道接上引流袋或引流瓶，每一个袋子和瓶子都会再次固定，下床活动时只需把左右两边的引流瓶别在低于引流口水平面的衣角即可。

下床活动需循序渐进，随着术后时间的增长，活动的量和时间也会相应增加。每一次下床活动都需做到以下三步，它们被称为下床活动"三部曲"。

第一步，家属、陪护摇高床头30~60度，患者在床

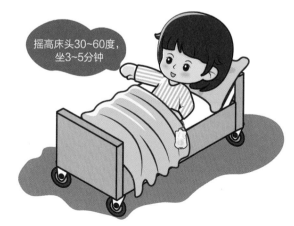

摇高床头30~60度，坐3~5分钟

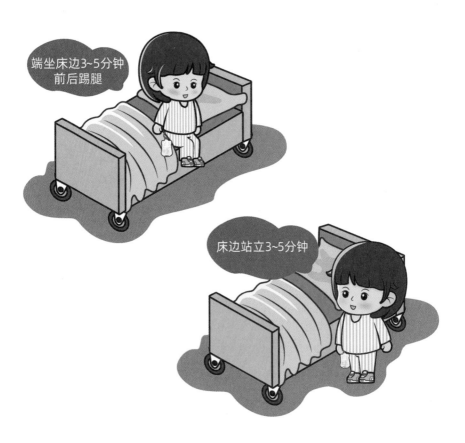

上坐3~5分钟。

第二步，家属、陪护协助患者在床边端坐3~5分钟，并前后踢腿。

第三步，由家属、陪护协助患者在床边站立3~5分钟，若无头晕、心悸等不适，患者则可围绕床缓慢移动。

然后，即可由家属、陪护搀扶患者在走廊靠墙行走。

早期下床活动时，患者需注意有无心悸、头晕、出冷汗等不适，若发生上述症状需暂停活动就近找椅子坐下，早期下床活动时要穿防滑鞋，防止滑倒。下床活动应循序渐进，控制在患者可耐受范围内，随着术后时间的增长，对患者每天每次的活动形式和量要有明确的要求，且逐渐增加。

（芶凡伟　叶佳勋）

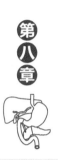

第八章

预防术后肺部并发症

一、什么是术后肺部并发症？

很多患者和家属认为手术成功了，疾病治疗就成功了。其实这样的想法是片面的，成功的手术只是疾病康复的第一步，术后并发症的预防是术后康复的关键步骤。

术后肺部并发症是手术后发生的一系列呼吸系统症状的总称，包括肺炎、支气管炎、胸腔积液、肺水肿等。在外科患者中的发生率为2.0%～5.6%，在上腹部和胸部手术中为20%～70%。肺部并发症的发生可能延长住院时间，增加住院费用，是导致患者预后不佳的重要因素。

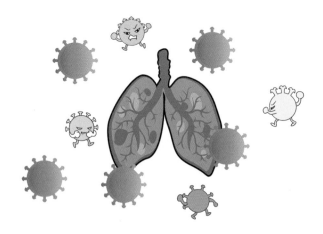

术后肺部并发症的严重程度不同，患者的表现也有差异。轻者会出现发热、咳嗽、咳痰；严重者会出现呼吸困难、血氧饱和度下降，甚至造成呼吸衰竭，危及生命。

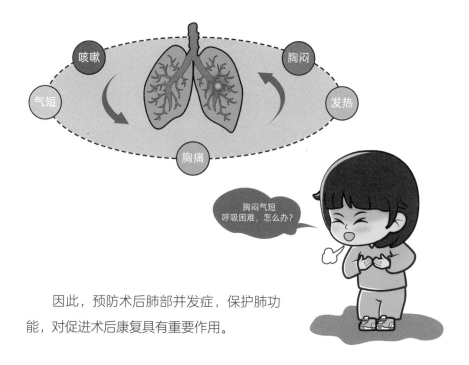

因此，预防术后肺部并发症，保护肺功能，对促进术后康复具有重要作用。

二、导致术后肺部并发症的危险因素有哪些？

大家一定想了解哪些因素可能导致术后肺部并发症，也想知道自己算不算高危人群。

导致肺部并发症的危险因素主要包括：年龄＞65岁，吸烟，肥胖，患有心力衰竭，肺部有基础疾病，长期卧床，整体健康状况较差，营养不良，伴有血清白蛋白＜30 g／L 等。

1.年龄

随着年龄的增大，肺实质发生改变，纤维结缔组织增加，肺弹性减弱，肺泡塌陷，呼吸阻力增加而引起的肺通气和换气功能减退。

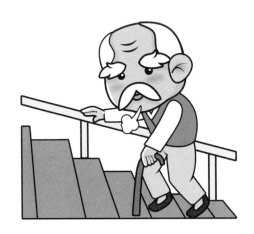

2.吸烟

吸烟可导致呼吸道纤毛摆动功能紊乱、分泌物增加。即使在无慢性肺部疾病的患者中，吸烟也可增加肺部并发症的危险。

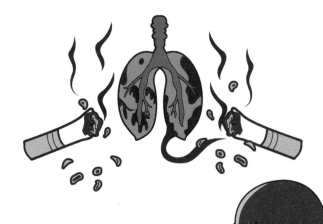

3.肥胖

肥胖患者仰卧位时肺顺应性显著降低，通气/血流比例失调，同时，肥胖患者由于腹内脂肪过多，膈肌抬高导致胸廓及其活动度减小，因而常存在低氧血症和高碳酸血症。

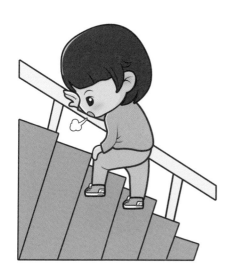

4.基础肺部疾病

慢性阻塞性肺疾病并非任何外科手术的绝对禁忌，但研究证实，慢性阻塞性肺疾病患者术后发生肺部并发症的概率较高。早期研究显示，哮喘患者术后并发症的总体发生率高于无哮喘患者。

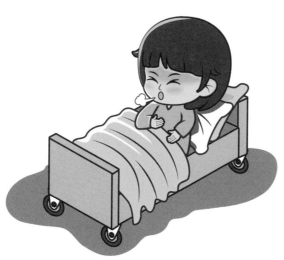

5.长期卧床

长期卧床可导致上呼吸道黏膜及腺体萎缩，减弱了对吸入气体的加温湿化作用，从而损害下呼吸道的防御功能；呼吸肌肌力减退，使咳嗽无力，小气道狭窄并易塌陷，导致分泌物潴留。长期卧床还可导致两肺后基底部发生坠积性水肿和坠积性肺炎。

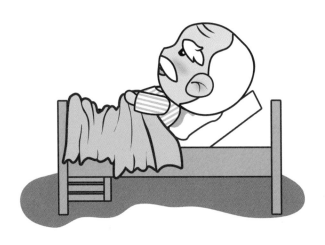

6.总体健康状况不良

美国麻醉医师协会根据患者状况和手术危险性进行分级，该分级结果是预测术后肺部并发症的重要依据。分级越高表示患者总体健康状况越差，术后肺部并发症发生的风险越大。

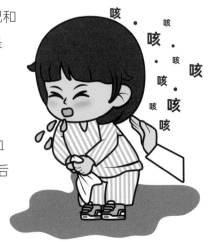

此外，术前营养不良、低蛋白血症，身体抵抗力下降，也是导致术后发生肺部并发症的高风险因素哦。

三、如何预防术后肺部并发症？

看了前面对肺部并发症危害的介绍后，大家可能不免有些担心和害怕。不过不用过于紧张，只要对医护人员的指导进行配合，就可以有效预防肺部并发症的发生。下面就给大家介绍具体怎么做。

1.完善术前检查

术前应完善体格检查，及时评估并发现危险因素。

2.戒烟

术前戒烟8周以上可以降低术后肺部并发症的发生风险。

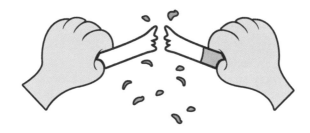

3.康复训练

患者在术前应积极使用呼吸训练器锻炼呼吸功能，同时进行深呼吸、有效咳嗽等锻炼，促进肺扩张。术后医护人员也会根据患者情况给予雾化吸入、振动排痰等治疗，降低呼吸道感染风险。在缓解期应该适当地做有

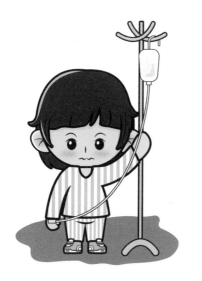
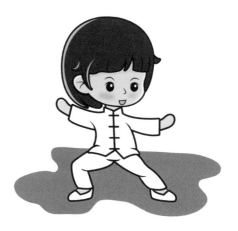

氧锻炼，比如早期下床活动、太极拳等，可通过腹式呼吸、缩唇呼吸等呼吸运动提高肺功能。这些措施能够尽可能地防止肺部并发症的出现。

4.加强营养

在围手术期除了医生合理运用抗生素控制感染外，患者还应保证充足的营养，选择食用新鲜的蔬菜、水果以及优质的蛋白质（包括牛奶、豆浆、鸡蛋、鸡胸肉、鸭胸肉等），以增强体质提高免疫力。

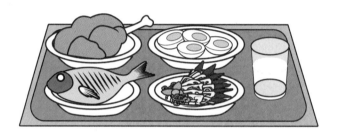

5.积极治疗肺部合并症

对有基础肺部疾病的患者应在术前做好肺功能检查，对慢性阻塞性肺疾病患者应在术前给予积极的治疗，如果慢性阻塞性肺疾病发生急性加重，应延期手术。

四、正确的缩唇呼吸方法

缩唇呼吸可以增强膈肌的收缩力度和效率，使胸腔内压力下降，呼吸更加有力，肺功能得以改善，进而增加患者活动耐量，使患者活动后气促、喘闷程度减轻，特别是慢性阻塞性肺疾病患者，他们受益更大。

下面就来详细教一下大家缩唇呼吸方法具体应该怎么做。

在呼吸之前先用温热水清洗鼻腔或漱口，将鼻腔内的分泌物清除，同时保持口腔清洁。首先应放松，先自然地呼吸或深呼吸一次；然后缓慢地用鼻深吸气2～3秒；再把舌尖放在下颌牙齿内底部，舌体略弓起靠近上颌硬腭、软腭交界处，以增加呼气气流的阻力；最后把口唇缩成吹口哨状呼出气，呼气过程要缓慢，每次在4～6秒。吸气与呼气时间比为1∶2或1∶3，以无头晕不适为度，呼吸频率16次/分为宜，一次练习时长为15~30分钟，每天练习3～4次。

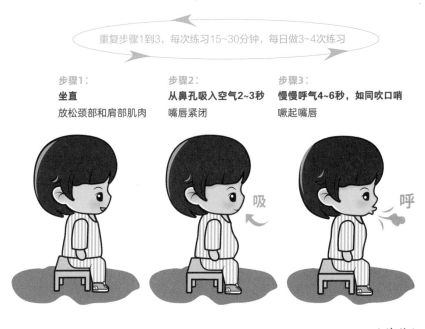

重复步骤1到3，每次练习15~30分钟，每日做3~4次练习

步骤1：
坐直
放松颈部和肩部肌肉

步骤2：
从鼻孔吸入空气2~3秒
嘴唇紧闭

吸

步骤3：
慢慢呼气4~6秒，如同吹口哨
噘起嘴唇

呼

（曾莎）

五、如何正确使用呼吸训练器

很多患者问做手术发个呼吸训练器有什么用？如何使用呢？为什么有

些患者发了，有些患者又没有发呢？针对上述问题给大家做个解答。

哪些人需要发放呼吸训练器？一般拟行腹部大手术、有肺部基础性疾病的患者需要发放。

那呼吸训练器如何使用呢？根据美国呼吸治疗师协会《呼吸训练器指南》建议，可使用容量型呼吸训练器进行呼吸功能训练。呼吸训练器的原理是缓慢深大的吸气，而不是快速深大的呼气。所以不是吸得越猛越好，使用呼吸训练器的过程中保持恒定流速缓慢吸气才是关键。

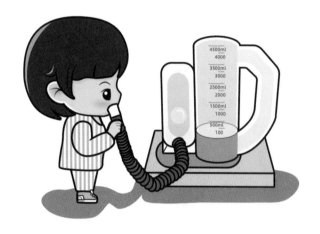

一起来看看呼吸训练器的标准操作流程。

第一步：取出呼吸训练器，连接软管和吸气容量主体腔的接口，连接咬嘴，医护人员会根据患者年龄、体重设置合适的潮气量。

第二步：患者取易于深呼吸的坐位或半坐卧位，一手握住呼吸训练器，用嘴含住咬嘴并确保不漏气，然后进行深长匀速的吸气。

第三步：将容量浮标吸升至预设的标记点，同时将黄色指示球吸入笑脸位置（需同时满足），屏气2～3秒，然后移开咬嘴呼气。

不断重复第三步进行呼吸训练，每组进行6～10次训练，训练10～20分钟；在非睡眠时间，每天训练4次，以不引起疲劳为宜。

每次使用前，请用温水对咬嘴进行清洁处理。

六、雾化吸入的注意事项

"护士，啥子是雾化吸入嘛？"

雾化吸入就是指用专门的雾化装置将药物溶液或生理盐水雾化成微小颗粒，通过吸入方式进入呼吸道。它具有湿润气道黏膜、减轻黏膜充血水肿、稀释痰液、帮助痰液排出以及解痉平喘等作用。

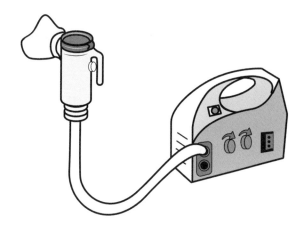

"护士，怎么雾化呢？有哪些需要注意的呢？"

"下面是注意事项，你要记住哈。"

（1）雾化吸入最好是在饭前30分钟或饭后2小时进行。

（2）治疗前须充分咳嗽咳痰，以利于药物到达肺部深处。

（3）雾化吸入时应用嘴巴深吸气，再用鼻子出气。

（4）治疗前不要涂抹油性面霜，因其会造成更多的药物被吸附在面部。

（5）新拆开的雾化器有异味，晾置后再用。

（6）雾化吸入时最好选择坐位，此体位有利于吸入的药物沉积在终末支气管及肺泡。如果不能坐，可选择半卧位。

（7）一般每次雾化时间为10~15分钟。

（8）每次雾化结束后及时用温水漱口和洗脸，保持口腔及颜面部清洁，避免药物残留在口腔及颜面部，否则可能会在这些地方发生药物副作用。

（9）雾化器每次用完后用温开水冲洗干净，晾干备用。

七、什么是振动排痰？

振动排痰是根据临床胸部物理治疗原理，在人体表面产生治疗力，其垂直方向的力产生的叩击、震颤可促使肺上黏液和代谢物松弛、液化、震颤，帮助已液化的黏液排出体外的治疗方法。

适用于哮喘、支气管扩张症、肺部感染、慢性阻塞性肺疾病、肺炎等有肺部分泌物清除障碍者。当然前面也讲了，外科大手术术后患者也是术后肺部并发症的高风险人群，因此同样适用。

那振动排痰的方法有哪些？

1.机械式振动排痰

机械式振动排痰是通过振动排痰机进行。排痰机通过振动驱动电机，使治疗头产生旋转振动，该旋转振动在人体表面产生沿特定方向周期性变化的治疗力。定向治疗力穿透性强，可穿透皮层、肌肉、组织和体液，使呼吸道表面的黏液和代谢物松弛、液化，促进肺上黏液排出体外。总的来说，作用原理是通过振动使肺上的痰液松动，从而更容易咳出。机械式振动排痰应由医务人员进行操作。

2.手法叩击排痰

（1）叩击者手指指腹并拢，使掌侧呈杯状，以手腕部力量迅速而有规律的由肺底自下而上、由外向内叩击患者背部，一边叩背一边鼓励患者做深呼吸、咳嗽、咳痰动作，嘱咐患者在咳嗽时身体略向前倾，腹肌用力收缩，在深吸气后屏气3～5秒再咳嗽，重复数次。

叩击排痰的手型

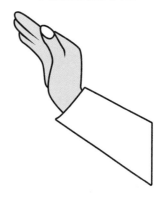

（2）在每一侧肺叶的位置叩击1～3分钟，120～180次/分，叩击时发出一种空而深的拍击音则表明手法正确。叩击力量要适中，以患者不感到疼痛及不适为宜，可安排在餐后2小时至下一餐前30分钟进行，叩击过程中注意患者的反应，以免发生呕吐引起窒息。每次叩击以2～6分钟为宜。

（3）叩击后鼓励患者用力咳嗽以利于痰液排出。痰液咳出后，为患者做好口腔护理，祛除痰液气味，询问患者感受，观察痰液情况等。

有人会问，那到底是机械式振动排痰好，还是手法叩击排痰好呢？其实它们各有各的优势。

机械式振动排痰对于深处的痰液排出效果明显，尤其是在重症患者无法进行体位配合时更显重要，且穿透力强，排痰效果显著。手法叩击排痰力度与频率不恒定，但是手法叩击排痰不受时间、场地、人员限制，家属在床旁就可以完成，可以作为机械式振动排痰后的辅助。

八、术后怎样才能有效咳嗽、咳痰？

有效咳嗽的目的是排除呼吸道阻塞物并保持肺部清洁，是呼吸疾病康复治疗的一个组成部分。无效咳嗽只会增加患者痛苦、消耗体力，并不能把痰液咳出来维持呼吸道通畅。

你是否会在手术后感到喉咙发痒、咳嗽、咳痰无力？那么下面为大家介绍一下术后进行有效咳嗽、咳痰的"干货"。

步骤如图所示。

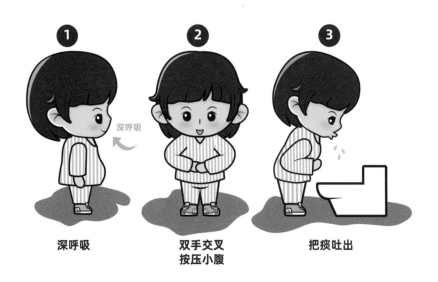

深呼吸　　　　　双手交叉　　　　　把痰吐出
　　　　　　　按压小腹

患者在术后进行有效咳嗽、咳痰的小技巧：

（1）最好是在雾化吸入治疗后进行。

（2）可结合机械式振动排痰或者手法叩击排痰。

（3）选择自己觉得最放松、最舒适的坐位或身体前倾的姿势。

（4）为了缓解咳嗽引起的术后伤口疼痛，可以选择捆紧腹带，双手重叠稍微用力按住腹部。

（5）用鼻子吸气，嘴巴呼气进行深且慢的呼吸，做最后一次深吸气，闭气2～3秒。

（6）短促有力地快速咳嗽的同时双手对抗腹部向外膨隆。

（7）休息几分钟后，可以重复上述动作，多做几次。

（叶佳勋　曾莎）

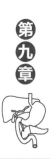

第九章

预防静脉血栓

一、什么是静脉血栓？危害有什么？

"静脉血栓"这个词对多数患者来说应该相对比较陌生。那什么是静脉血栓，对人到底有什么危害，今天就来详细地说一说。

在医学上，静脉血栓是指由于血液在静脉内不正常凝结形成血栓，引起静脉阻塞性回流障碍的血栓栓塞性疾病。任何部位的静脉都可以生成血栓，以四肢浅表静脉或下肢深静脉最为常见。

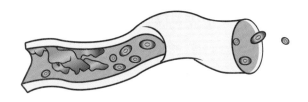

静脉血栓，尤其是深静脉血栓（DVT），真有那么可怕吗？当然！专家说了，静脉血栓有"四高特征"，高发生率、高死亡率、高漏诊率及高误诊率。让我们简单看看静脉血栓都有哪些危害吧。

由于血栓将静脉管腔堵塞，流回心脏的静脉血液就减少了，医学上称为"静脉血液回流障碍"。这个时候如果静脉血栓长在上肢就会出现脸、脖子以及眼睑肿胀；静脉血栓长在下肢，则会突然出现下肢疼痛、肿胀，这类情况会在行走后加重，抬高患肢可减轻，进一步发展可能出现肢体皮肤颜色和温度改变、足背动脉搏动消失等。当然，说到静脉血栓，不得不提到危险最大的情况——发生重要脏器栓塞。当血栓栓子不安分，脱落后的血栓会随着血液在身体内乱窜，如果血栓经过静脉系统窜过右心房及右心室，卡到肺动脉，将会导致肺栓塞（PTE）。这时会感觉到胸痛，严重者会感到呼吸困难，憋气，脸色口唇发绀，活动后症状加重；若窜到脑血管，将会导致中风、偏瘫，这时血栓已威胁生命安全，需立即就医抢救治疗。由此可见，静脉血栓对人的危害可真不小！需要我们提高警惕！

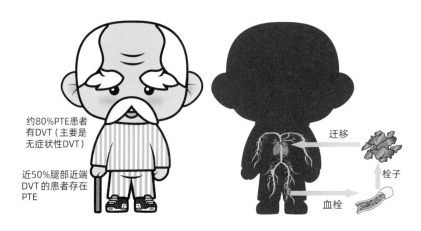

约80%PTE患者有DVT（主要是无症状性DVT）

近50%腿部近端DVT的患者存在PTE

迁移

栓子

血栓

DVT和PTE是同一疾病在不同阶段、不同部位的表现

二、静脉血栓的诱因

血流缓慢、静脉壁损伤及血液高凝状态是导致静脉血栓形成的三大"黑恶势力"，这三大"黑恶势力"又由很多不同因素诱发。

血流缓慢是造成下肢深静脉血栓形成的首要原因。高龄、手术后长时间卧床、骨折固定后、长时间静坐等没有活动的状态都会导致血流缓慢，血液淤积在静脉中，为血栓形成创造了条件。

静脉管壁具有抵抗血液凝集的作用，完整的静脉管壁具有弹性，可以防止静脉血栓发生。静脉管壁的损伤多与高龄、手术、创伤或骨折、反复静脉穿刺、外周中心静脉置管、感染等因素有关。随着年龄增长，静脉管壁硬化变得粗糙不平，这样容易导致有止血作用的血小板附着在静脉管壁，释放出促进血液凝集的物质，进而形成血栓。手术造成的静脉管壁损伤同时加上术后卧床不活动引发的血流缓慢，大大增加了静脉血栓形成的概率！

通俗地来讲，血液黏稠就是血液高凝状态，这种状态下的血液比正常血液更容易聚集在一起。血液高凝状态是由多种原因引起的，恶性肿瘤、妊娠、口服避孕药、血液性疾病、炎症性肠病、风湿免疫性疾病、肾病综合征以及瘫痪等都是血液高凝状态的重要诱因。

总结一下，静脉血栓的常见诱因包括手术、外伤、感染、久坐、卧床、恶性肿瘤、妊娠、高龄等。

三、为什么手术后容易形成血栓？

作为外科患者，要知道手术是静脉血栓形成的重要诱因，手术后为什么容易长血栓和下面五种因素密不可分。

（1）手术会使身体处于一种警戒状态，加上手术过程中会有出血的情况，身体的凝血功能被激发用于对抗出血，进而使血液处于高凝状态，可诱发静脉血栓的形成。

（2）手术过程中或多或少都会损伤静脉壁，这是无法避免的。

（3）手术尤其是大手术需要长时间的麻醉和卧床，导致患者血流缓慢，加大静脉血栓形成风险。

（4）手术后，患者也会因为疼痛或其他手术相关并发症不愿意下床活动，也会引起血流缓慢，造成血液淤积而引起下肢深静脉血栓的形成。

（5）术后通常会使用止血药物，在身体凝血功能被手术激发的基础上使用止血药物，血液非常容易凝集，更容易使静脉血栓形成。

通过对以上五种因素的介绍，是不是非常清晰地认识到了为什么手术后容易形成血栓？总的来讲，手术激发身体的凝血功能和术后使用止血药物导致的血液高凝状态，手术对静脉壁的损伤，术中长时间的麻醉和卧床、术后患者不愿意下床活动引起的血流缓慢使得手术后形成血栓的危险大大增加，所以术后预防血栓迫在眉睫。

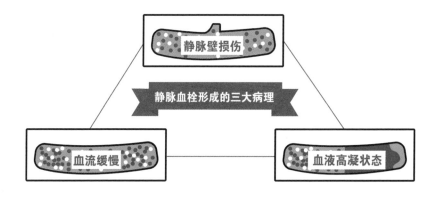

四、测测你是静脉血栓高风险人群吗？

多种因素会诱发静脉血栓形成，是不是有这些因素就一定会长静脉血栓呢？尤其是对于即将进行手术的群体，大家都很好奇如何判断自己是不是静脉血栓的高风险人群。现在可以通过下面这个表格（表9-1）来简单地测试一下。

表9-1　静脉血栓风险评估表

分数	个人史	检查结果	手术
1分/项	•年龄41～60岁 •肥胖（BMI≥25） •处于异常妊娠状态		

续表

分数	个人史	检查结果	手术
1分/项	•妊娠期或产后1个月内 •正在口服避孕药或进行激素替代治疗 •卧床的内科患者 •炎症性肠病史 •下肢水肿 •静脉曲张 •最近1个月内患有严重的肺部疾病，包括肺炎 •肺功能异常，如患有慢性阻塞性肺疾病 •患过急性心肌梗塞 •最近1个月内患有充血性心力衰竭 •最近1个月内患有败血症 •最近1个月内做过大手术		
2分/项	•年龄61～74岁 •最近1个月内肢体处于石膏固定状态 •需卧床＞72小时 •既往或现患恶性肿瘤		•有中心静脉置管的手术（＞45分钟） •关节镜手术
3分/项	•年龄≥75岁 •有深静脉血栓或肺栓塞史 •有血栓家族史 •肝素引起血小板减少 •已有先天或后天血栓形成	•抗心磷脂抗体阳性 •凝血酶原20210A阳性 •因子Vleiden阳性 •狼疮抗凝物阳性 •血清同型半胱氨酸酶升高	
5分/项	•最近1个月内患有脑卒中 •最近1个月内患有急性脊髓损伤		•下肢关节置换术 •髋关节、骨盆或下肢骨折 •1个月内身体有多处创伤

对照上表，首先判断自己是否有表格中描述的情况，如果有再查看此种情况对应的分值。将每种情况对应的分值相加就是自己患静脉血栓风险的分数。得分在0～2分属于低风险人群；得分在3～4分属于中风险人群；得分5分及以上为高风险人群。如果测出自己是患静脉血栓的中高风险人群也不用感到紧张害怕，因为根据不同的风险级别也会有相应的措施来预防静脉血栓的发生，血栓是可防、可控的！

五、如何预防静脉血栓？

通过静脉血栓风险筛查，确定为有风险的人群就应该及时采取预防措施。那么可以采取什么方法来预防静脉血栓的发生呢？目前对不同风险等级人群可以采用不同方法进行有效预防，国家指南推荐可以采取基础预防、物理预防和药物预防三种方法。对于病情允许的术后患者来说，早期下床活动等基础预防方法是最经济简便的预防方法。对于因病情无法下床活动的患者来说，推荐物理预防方法。对于静脉血栓高风险人群来说，可以采用基础预防、物理预防以及药物预防联合方法。静脉血栓的预防方法选择必须遵循医护人员指导，不可自行盲目使用！

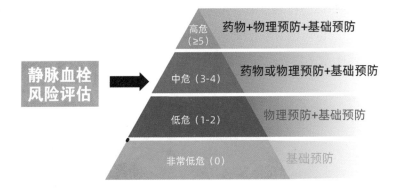

六、静脉血栓的基础预防

静脉血栓可防可控，基础预防措施在生活中随处可取，日常生活中我们可以做些什么来预防静脉血栓呢？

1.多喝水

通过稀释血液，降低血液黏稠度，从而降低静脉血栓发生的可能性。

2.清淡低脂肪饮食

脂肪含量过多的食物容易造成血液黏稠度增加，增加静脉血栓发生风险。生活中推荐清淡、易消化、富含维生素和粗纤维的低脂饮食。常见的低脂食物有羊肉、鸡肉、鱼、虾、蔬菜、水果等，尽量避免食用动物内脏、肥肉这些高脂肪食物。

3.适当的运动

运动可以减轻体重、降低血脂和血液黏稠度，对预防静脉血栓具有重要意义。运动应根据个体情况安排，推荐以散步、慢跑为主，运动后不要进行剧烈的牵拉、伸展，防止血管损伤。术后尽早下床活动，不能下床活动的患者，可以进行踝关节屈伸运动，同时家属也可帮助患者按摩腓肠肌，即小腿肚这一部位。

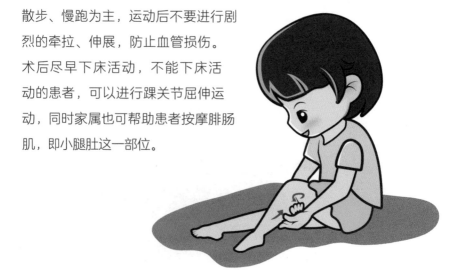

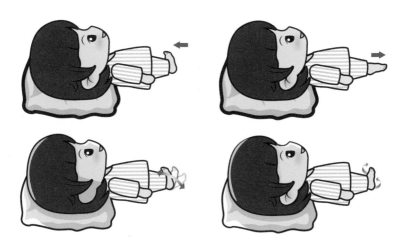

4.戒烟

已有研究证明，烟草中的尼古丁等有害成分会损伤血管内皮，促使静脉血栓形成。

日常生活中做到以上四点，发生静脉血栓的可能会大大降低！

七、静脉血栓的物理预防

1.常见的预防静脉血栓的物理方法有哪些？

①根据腿围使用不同型号的弹力袜。弹力袜可对双腿不同位置给予不同压力，促进血液循环，避免血液淤积。②使用间歇式气压泵，该装置通过对包裹腿部的充气压力带进行间歇性的充气、放气，按摩腿部肌肉，间歇性增加腿部静脉压力，促进腿部血液静脉回流，从而起到预防下肢深静脉血栓的作用。③使用足底静脉泵。这是一种帮助双足进行肌肉运动的机器，通过促进静脉回流来预防静脉血栓。当然，使用哪种设备，怎么使用还是要听专业医生建议哦。

2.医用弹力袜如何预防静脉血栓？怎么选择弹力袜？怎么穿弹力袜？

用于预防静脉血栓的医用弹力袜与普通长袜在外形上差异不大，区别在于医用弹力袜具有渐进式梯度压力，通过从脚踝处向上逐渐施加递减的压力，促进下肢静脉血液向心脏回流。因此，从促进血液流动、减少血液淤积的角度来说，穿医用弹力袜可以预防静脉血栓。但针对静脉壁损伤或血液高凝状态因素来说，穿医用弹力袜预防静脉血栓就不一定有效。所以穿医用弹力袜对于术后活动量减少的患者来说，可以做到有效促进下肢血液流动，预防深静脉血栓形成。

医用弹力袜的选择、穿戴、维护也是有方法的。首先要选择适合自己腿围的医用弹力袜。

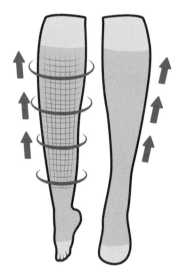

其次根据个体情况选择合适压力的医用弹力袜。对于想要预防静脉血栓的普通人群来说，选择一级压力的医用弹力袜即可；对于手术后预防静脉血栓的患者来说，推荐选择二级压力的医用弹力袜；三级压力的医用弹力袜需要在医生的指导和建议下才能使用。

再次看看怎么穿吧，每天早晨醒来时要先躺在床上抬高下肢5～10分钟以排空下肢静脉，随后下垂下肢将脚套进专用袜套，再穿医用弹力袜，具体穿着过程，请看下图。一双医用弹力袜每天的穿着时间需要达到8小时以上才可起到预防静脉血栓的作用。

最后弹力袜的维护方法。弹力袜的使用寿命在半年左右为宜，使用时间过长的弹力袜压力不足无法起到预防静脉血栓的作用。值得注意的是，清洗医用弹力袜时水温不宜超过40℃，用清水清洗即可，不要使用肥皂等洗涤用品。清洗完毕需在阴凉处风干，不可在阳光下晾晒或用烘干机烘烤。

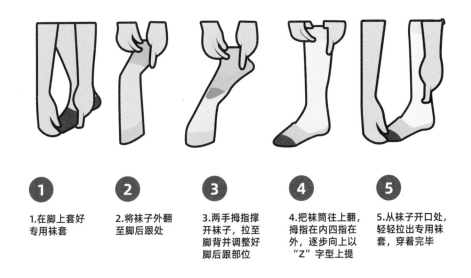

1. 在脚上套好专用袜套

2. 将袜子外翻至脚后跟处

3. 两手拇指撑开袜子，拉至脚背并调整好脚后跟部位

4. 把袜筒往上翻，拇指在内四指在外，逐步向上以"Z"字型上提

5. 从袜子开口处，轻轻拉出专用袜套，穿着完毕

3. 间歇式气压泵在预防静脉血栓形成中的作用

间歇式气压泵是一种可以预防静脉血栓形成的机械装置，经常用于术后患者及长期卧床患者。

2018年发布的《中国血栓性疾病防治指南》指出，间歇式气压泵是物理方法预防血栓的最佳选择，无论是血栓低风险人群还是中高风险人群，均可以使用，特别是对于血栓中高风人群且不能使用药物抗凝的患者来说，间歇式气压泵是一种很不错的预防静脉血栓形成的工具。

间歇式气压泵的工作原理是主机通过气囊循环充气和放气，实现对气囊包裹的肢体间断施加压力，以促使加压肢体肌肉被动收缩，从而促进静脉血液回流。气压泵改善了血流缓慢和血液高凝状态两种可引起静脉血栓形成的情况，因此可预防静脉血栓的形成。间歇式气压泵的使用是静脉血栓预防中必不可少且应贯穿始终的方式，是药物预防的必要补充和特殊情况下的替代方式。值得注意的是，使用了间歇式气压泵后也有形成静脉血栓的可能性，但这种可能性会显著降低。

八、静脉血栓的药物预防

1.常用的预防静脉血栓形成的药物有哪些？

预防静脉血栓形成的抗凝药物通常分为口服药和注射药两种类型。口服药主要是华法林和新型口服抗凝药如利伐沙班、阿哌沙班和达比加群酯等；注射药主要是普通肝素、低分子肝素和磺达肝葵钠等。

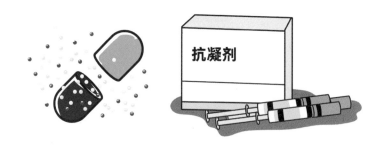

2.抗凝药物有什么不良反应？不同抗凝药物的用药注意事项有哪些？

使用抗凝药物后的主要不良反应便是出血，可能发生在全身任何部位。除此之外偶尔发生的不良反应包括寒战、发热、荨麻疹、血小板减少，注射抗凝药物部位的疼痛、硬结等。使用抗凝药物的患者需要每日查看自身皮肤是否出现瘀青、出血点，有无出现痰中带血，咯血，便血，牙龈、鼻腔及眼球结膜出血，手术伤口敷料渗血，头痛，腹痛，腰痛，呼吸急促等症状。发现这些情况时需要立即告诉医护人员或前往医院就诊，由医生给予相应治疗，同时判断是否停止抗凝药物的使用。当抗凝药物注射部位发生疼痛、产生硬结时，千万不要在注射部位热敷、按摩或理疗，可以选择冰敷6～8小时，促使注射部位的毛细血管收缩，避免硬结增大，后期可以根据情况采用热敷及理疗。

当然不同的抗凝药物也有一些不同的需要特别注意的地方，让我们一起来学习一下吧！使用口服药华法林时，需要根据INR值（国际标准化比值，一种与凝血功能有关的医学数值）调整用药剂量，所以使用该药物期间需要定期复查监测INR值的变化。华法林这种药物的作用效果受饮食中维生素K摄入量的影响。富含维生素K的食物包括猪肝、牛肝、西兰花、菠菜、南瓜、胡萝卜、西红柿、鱼肝油等，因此口服华法林期间应尽量保持这些食物摄入量的稳定。此外，饮酒和吸烟可能会导致INR值的不稳定，因此口服华法林期间需要戒烟戒酒。

使用利伐沙班、阿哌沙班和达比加群酯等新型口服抗凝药时，虽不需要监测INR值，但也有一些服用的注意事项。利伐沙班需要与早餐、中餐或晚餐同时服用，若发现某次漏服时应立即补服漏服剂量，但不能为了弥补漏服剂量在一日内将剂量加倍。服用阿哌沙班不受吃饭影响，发现漏服时应于当日尽快补服，不可多服剂量。服用达比加群酯也不受吃饭影响，整颗吞服即可，发现漏服时若距离下次服药大于6小时，可补服本次漏服剂量，若距离下次服药小于6小时，则不需要补服漏服剂量。

使用注射药如普通肝素、低分子肝素、磺达肝葵钠等期间需要定期抽血监测凝血功能，尤其是60岁以上的老年人对抗凝药更为敏感，更应加强监测。抗凝注射药通常在腹部进行皮下注射，注射后不要将皮带、裤带束缚过紧，以免影响血液循环。

当然，选择什么药物、使用什么方案等都要听从专业医护人员的建议，无论是口服药还是注射剂，都需要做好抗凝药物不良反应的观察。

（刘敏　冯巧　邱春梅）

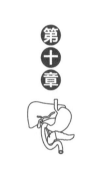

第十章

血糖管理

一、为什么手术期间需要控制血糖?

经常有患者说:"我就做个胆结石小手术,血糖高就高点,天天测几次血糖,手指都扎痛了,有必要吗?"甚至有患者会遇到这种情况:因为血糖高,当天的手术被麻醉医生停了。到底是为什么需要这么关注血糖呢?

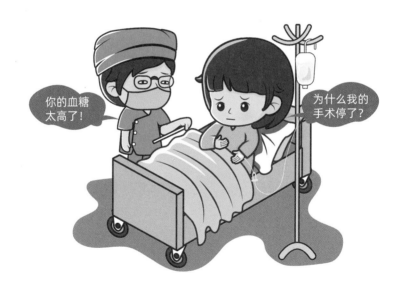

现在就给大家说说为什么做手术需要控制好血糖,血糖高了有什么危害。

我们要知道手术是治疗疾病的一种方法,但是手术和麻醉对于身体来说也是一种创伤。那么在手术时身体需要有抵抗手术创伤的能力,同时手术切口的愈合也需要身体有足够的恢复能力。手术前血糖正常的患者,术中受手术应激状态影响,血糖会有所升高,超过一定范围会影响患者术后的苏醒和康复。对于糖尿病患者，血糖控制不佳，血液中的糖分含量丰富，无形之中会给细菌提供大量的营养物质，细菌得以大量繁殖，易造成术后感染，增加伤口不愈合的风险；同时高血糖还会损害肝、肾功能，引起肝脏、细胞免疫功能下降。

手术期间血糖要控制在什么范围合适呢？

患者血糖控制标准，要依据手术的大小和患者日常血糖水平情况来定。《中国糖尿病防治指南》推荐成人围手术期T_2DM患者血糖控制目标：

（1）宽松标准：FPG（空腹血糖）或餐前血糖8~10 mmol/L。

（2）一般标准：FPG或餐前血糖6~8 mmol/L。

（3）严格标准：FPG或餐前血糖4.4~6.0 mmol/L。

普通手术采用宽松标准，精细手术如整形等采用严格标准，器官移植手术、身体状况良好、无心脏血管并发症风险的非老年患者或单纯应激性高血糖采用一般标准。当然对于危重症或有低血糖风险等，可根据情况制订个体化血糖控制目标。

二、使用降糖药物要注意什么？

"护士、护士，我今天手术，降糖药还吃不吃哦？"

糖尿病患者手术当日需停用口服降糖药和停止注射胰岛素。最常见的磺酰脲类和格列奈类口服降糖药，术前应停用至少24小时；对于肾功能不全者使用的二甲双胍，术前需停用24 ~ 48小时。但是手术前吃不吃降糖药物具体还是要听医生的建议。

"是药三分毒"，经常有糖尿病患者会问"这个药有啥副作用吗？"不少糖尿病患者宁愿血糖高，也坚决少用甚至不用药，最终因长期控制不好血糖，出现了一系列并发症。首先，我们要知道，听医生建议规范用药，其副作用的影响远低于长期控制不好血糖对人体的危害。其次，根据口服降糖药的种类不同，每一种药物确实也有需要特别注意的地方，那我们就来看看有哪些吧。

磺酰脲类的降糖药物，比如格列本脲片、格列齐特片等，需要注意的是预防低血糖的发生。这一类药物可能导致不易治疗的低血糖，因此用药过程中要注意是否出现低血糖的情况。如果是像恩格列净、卡格列净这些钠-葡萄糖协同转运蛋白2（SGLT-2）类的抑制剂，就要注意是否出现尿频、尿急等尿路感染症状，日常需要多喝水。对于噻唑烷二酮类的药物，比如罗格列酮、盐酸吡格列酮，有可能导致心衰症状的加重，心衰患者用药应格外注意。如果是临床常用的二甲双胍，要注意胃肠道的副作用，有的人服用了之后有恶心、呕吐，或者腹痛、腹泻等不适。如果是胰高血糖素样肽-1（GLP-1）受体激动剂，也有人会出现轻微的厌食、恶心等不良反应。当然常见的胰岛素注射剂，也需要注意是否出现低血糖表现。

提到了降糖药物需要特别注意的地方，那就不得不关注低血糖。为什么要关注低血糖呢？低血糖是降糖药物使用后常见的副作用，出现低血糖会导致不少的危害，例如会造成意识障碍、诱发心血管疾病，持续的低血糖还会造成脑损伤，导致痴呆、肢体瘫痪、记忆力下降、脑功能障碍等后遗症。

1.低血糖的主要症状有哪些呢？

低血糖的症状主要有饥饿感、乏力、出汗、面色苍白、焦虑、颤抖，颜面及手足皮肤感觉异常，皮肤湿冷、心动过速等自主神经反应症状；随着低血糖时间的延长，表现出大汗、头痛、头晕、视力模糊、瞳孔散大、精细动作障碍、行为异常、嗜睡，严重者可出现癫痫发作、意识障碍、昏迷，甚至死亡。

2.怎样应对低血糖？

首先要未雨绸缪，应对低血糖，预防重于治疗。患者及家属应该了解使用的降糖药种类、剂量及使用方法，容易在后半夜及清晨发生低血糖的患者，晚餐可适当增加主食，使用胰岛素后应及时进食。发生低血糖后，应快速补充糖分，糖尿病患者应该随身携带一些糖果，自我感觉有低血糖症状时可及时通过口服的方式补充糖分；非糖尿病患者也应立即口服葡萄糖（家中或外出时可立即饮用含糖饮料，或进食含糖量高吸收快的食物），如症状无明显缓解，可重复服糖，及时就诊；若在住院期间发生低血糖，应立即告知医护人员，遵医嘱快速补充葡萄糖溶液，之后持续静脉滴注葡萄糖溶液；对于严重低血糖昏迷的患者，应该立即急诊就诊，寻求专业帮助。

三、胰腺手术后为什么血糖居高不下？

"医生，为什么我做了胰腺手术后血糖居高不下，就是降不下来呢？"

相信部分接受胰腺手术后的患者都有过这样的经历：血糖忽高忽低，仿佛坐上了"过山车"，这是为什么？又该怎么办呢？

胰腺是人体重要的内分泌器官，分泌调节血糖最重要的两种激素：胰岛素和胰高血糖素。其中胰高血糖素具有升高血糖的作用，而胰岛素是体内唯一的降血糖激素。术后血糖升高是受手术刺激、麻醉等常见因素影响。进行胰腺手术的患者，术后因为正常的胰岛细胞减少，从而出现胰岛素分泌不足、胰岛素抵抗等问题；但是并非所有接受胰腺手术的患者都会出现血糖"过山车"，只有当胰岛B细胞损伤过多时，术后糖尿病风险才会显著增加。因此，大家也不用太担心，随着医疗技术的进步，现在能更好保留正常胰腺组织，大大减少了胰腺手术后血糖异常的发生概率。不论什么原因导致的血糖异常，建议去专业的内分泌门诊规范治疗，从而更好地控制血糖。

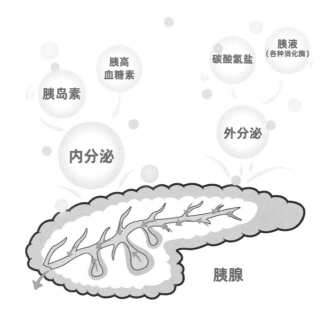

胰岛素　胰高血糖素　碳酸氢盐　胰液（各种消化酶）

内分泌　外分泌

胰腺

四、术后控制血糖的方法有哪些？

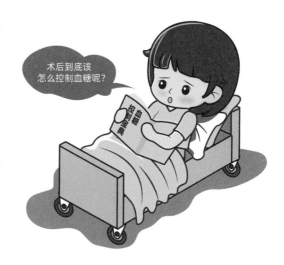

术后到底该怎么控制血糖呢？

既然血糖控制那么重要，那么术后到底该怎么控制血糖呢？

目前，对于术后患者，胰岛素仍是围手术期控制血糖的首选药物。控制方法主要有静脉输注、皮下注射及持续静脉微量泵3种，不同的时机选择哪种控制方法要听医生建议。如果未开始进食，需要停止使用餐前胰岛素，以免发生低血糖。静脉微量泵入胰岛素起效快，可严格控制剂量和速度，有利于降低血糖波动。研究证实，静脉微量泵入胰岛素在血糖达标时间、胰岛素用量、降低高血糖和低血糖发生率上都要优于皮下注射。

（邱春梅　刘敏　陈芳）

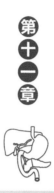

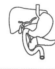

血压管理

一、手术前为什么要控制血压？

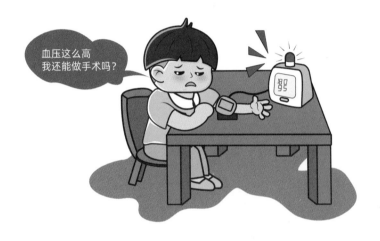

有时会有这种情况：患者刚被推入手术室，血压突然飙升，经麻醉医生评估又被送回病房。

血压高为什么不能做手术？血压要控制到什么水平才能保证手术相对安全？

高血压与全球每年超过850万人的死亡直接相关，是中风、缺血性心脏病、其他心血管疾病和肾脏疾病的主要危险因素。控制好血压可使中风风险减少35%～40%，心肌梗死风险减少20%～25%，心力衰竭风险减少约50%。因此当血压太高时，大多数情况下会先延缓手术，控制血压。那么我们就来看看高血压对手术有什么不良影响。

研究证实如果既往有高血压病史，会增加围手术期发生心血管疾病的风险，例如心肌梗死、充血性心力衰竭、脑缺血、心律失常等；血压正常的患者也可因为气管插管、手术切口疼痛等应激事件加之麻醉药的作用而发生血压波动。那么，如何有效控制血压，是患者应该关注的问题。

一般要求术前将收缩压控制在140 mmHg*以下，舒张压控制在90 mmHg以下。另外也不能将血压控制得太低，因为术中麻醉可能会造成血压进一步下降，所以收缩压与舒张压要分别高于90 mmHg和60 mmHg。

二、住院期间高血压药还该继续吃吗？

有高血压的患者住院以后很疑惑，即将手术，面临禁食禁饮，降压药还能不能吃呢？

首先，如果患者已经确诊为高血压，无论严重程度如何，都需要通过改善生活方式、药物治疗等形式及时有效的控制血压。住院后有部分患者在口服降压药之后，血压较入院前低，以为可以暂停服药，这种观念是错误的。住院后血压低于家庭监测血压可能是因为测量环境、测量方法等因素的影响，血压应以院内监测为准。降压治疗主要靠长期平稳降压才能避免器官损伤，所以降压药建议一直长期服用并且定时监测血压，切忌私自停药、加减药量。

接下来解答大家比较关心的问题：术前医生要求禁食禁饮，降压药还能不能吃呢？住院后，患者应主动告诉医生和护士自己的血压控制情况，长期服用药物的名称、剂量、频次等。一般来说，美托洛尔、尼莫地平等药物需要服用到手术当天早上；卡托普利、缬沙坦可能导致术中低血压，

★ 1 mmHg≈0.133 kPa

一般服用到术前一天，手术当天停药；现在比较少用的利血平需在术前两周停药，并更换为其他降压药。因此，术前能否服用降压药与患者服用的药物种类、自身情况等因素有关，患者应严格遵循医护人员的指导，切忌擅自停药或加减药量。

三、以前没有高血压，怎么来到医院血压就高了呢？

患者入院以后，一般会按常规进行生命体征的监测，包括体温、心率、呼吸及血压等。经过常规检测，部分患者面对首次发现高血压的情况，不禁疑惑："以前没有高血压呀，怎么来到医院血压就高了呢？"

其实，主要有以下几种原因：

（1）监测频率。原来未经常监测，不知道自己有高血压。

（2）环境。在医院环境下，人可能会产生紧张情绪，引起血压升高、心率增快。这种现象称为"白大褂高血压"。所以很多患者在医院时，测量血压会偏高，心率会增快。在家测量时，由于恢复安静、放松的生理状态，血压可自行回落。

（3）测量血压的时间。人体的血压在生理状态下，呈动态波动，通常在清晨及下午时段，会有2个血压的峰值，其余时间段的血压有可能会自行下降。由于在家中或在医院测量血压的时间不同，可能会导致血压的数值存在差异。

（4）测量血压的状态。如果在医院测量时，人体处于运动或活动的状态下，如刚爬完楼梯就进行血压的测量，会导致血压偏高。在家通常是在安静的状态下，所以测量的血压数值正常。

（5）测量工具与方法。家中与医院测量的血压存在差异也可能与家中血压计不够准确，或者测量方法不准确有关。血压测量需测上臂动脉血压，测手腕部位的血压会不准确，并且测量的时候要保持上臂与心脏在同一水平的位置。

四、血压多高需要服药?

首先我们需要了解高血压的分级标准。根据患者血压水平的高低，可以分为3级（如表11-1所示）。

表11-1　高血压分级

类别	收缩压 / mmHg		舒张压 / mmHg
正常理想血压	<120	和	<80
正常高值血压	120～139	和（或）	80～89
高血压	≥140	和（或）	≥90
1级高血压（轻度）	140～159	和（或）	90～99
2级高血压（中度）	160～179	和（或）	100～109
3级高血压（重度）	≥180	和（或）	≥110
单纯收缩期高血压	≥140	和	<90

注：当收缩压和舒张压属于不同级别时，以较高的分级为准

血压控制不单单依靠药物治疗，生活方式的改善也起到关键作用，可将其概括为以下几个方面。

1.限盐

减少钠盐摄入，增加钾摄入。可在日常饮食中多食用含钾丰富的食物，例如香蕉、橙子、紫菜、银耳等。

2.减重

（1）所有超重和肥胖患者都应减重。这类人群应将减重5%～15%及以上作为体重管理的目标；1年内体重减少初始体重的5%～10%。

（2）对哺乳期妇女、老年人等特殊人群，应视情况采用个体化减重措施。

3.戒烟、限酒

戒烟、限酒，减轻生活压力，维持良好的心理状态。

4.多运动

高血压患者在正规治疗的基础上，适当进行有氧运动，对于控制血压有积极作用。

5.管理睡眠

良好的睡眠可以显著提高降压药的药效，降低高血压的发病率和病死率。

若上述生活方式的改善没能控制血压，则应综合评估血压水平、心血管风险等，在医生指导下启动药物治疗。

（1）血压水平≥160/100mmHg的高血压患者，应立即启动降压药物治疗。

（2）血压水平（140～159）/（90～99）mmHg的高血压患者，心血管风险为高危和很高危者应立即启动降压药物治疗，低危和中危者可改善生活方式4～12周，若血压仍不达标，应尽早启动降压药物治疗。

（3）血压水平（130～139）/（85～89）mmHg的正常高值人群，心血管风险为高危和很高危者应立即启动降压药物治疗，心血管风险为低危和中危者，建议继续进行生活方式干预。

五、使用降压药物以后的不良反应和注意事项

降压药的种类很多，不同药物的不良反应和注意事项存在差异（表11-2），具体服用什么药物，一定要听从专业医生的建议。

表11-2　常见降压药的不良反应及注意事项

药物种类	不良反应	注意事项
所有降压药	低血压	降压药应小剂量起始，特别是老年人、初次用药的患者，监测血压，警惕体位性低血压
利尿剂	电解质失衡（低钾血症、低镁血症）	多食含钾丰富的食物，如香蕉、橘子等
	高尿酸血症	对于无症状患者无须治疗；出现利尿剂诱发的痛风，一般选用降尿酸药物治疗（如别嘌醇）
钙通道拮抗剂（地平类降压药）	头痛、面部潮红	用药初期常见，一段时间后自行消失或缓解
	踝部水肿	水肿严重，换其他种类降压药
	齿龈增生	养成良好的口腔卫生，严重者去口腔科进行处理
	便秘	便秘、恶心、腹部不适，症状持续且严重，需在医生指导下换药

续表

药物种类	不良反应	注意事项
血管紧张素转化酶抑制剂（普利类）、血管紧张素受体阻滞药（沙坦类）、醛固酮受体拮抗剂（螺内酯）	血钾升高	用药后一周复查血钾，定期监测；血钾浓度＞5.5 mmol/L，减少剂量或停用
ACEI、ARB	肾功能恶化	肾功能不全患者，监测肾功能，定期复查
	血管神经性水肿	出现声带、喉头水肿，尽快就诊
ACEI	咳嗽	持续咳嗽，影响生活及睡眠，考虑停药
β受体拮抗剂（维拉帕米、地尔硫卓）	心动过缓或房室传导阻滞	心率＜50次/分，或有心动过缓有关症状（头晕、疲劳），应减量甚至停药
	四肢乏力	多数数周内可自行缓解
螺内酯	乳房疼痛或乳腺增生	引起男性乳房疼痛或增生症的概率为10%，为可逆性

最后，请牢记以下几点建议：

（1）降压不要一味追求过快、过低，一般在2～4周达到最大药效。

（2）尽量不随意换药、加药或突然停药，应在医生指导下进行。

（3）坚持长期服药，维持血压平衡。

（4）服药的同时，坚持改善生活方式。

（秦春燕　陈芳）

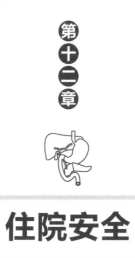

第十二章

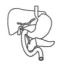

住院安全

1.什么是压力性损伤？

压力性损伤也就是人们所说的压疮或褥疮，是由于压力或压力联合剪切力导致皮肤或皮下组织的局限性损伤，通常发生在骨隆突处，但也有可能与医疗器械或其他物品有关。发生压力性损伤不仅会增加患者痛苦，还会延长住院时间，增加护理难度，增加住院费用，甚至可能引发感染、败血症等严重并发症。

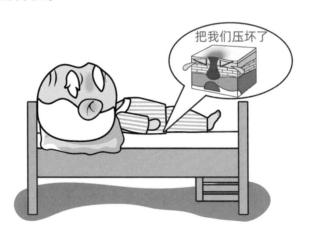

2.压力性损伤好发于哪些人群呢？

压力性损伤的好发人群可归纳为以下几类：①长期卧床的患者；②营养不良、消瘦、水肿、过度肥胖的患者；③意识障碍、使用镇静剂的患者；④年老体弱、高龄的患者；⑤大小便失禁、出汗较多的患者；⑥糖尿病患者；⑦偏瘫、截瘫、使用石膏固定的患者；⑧手术时间≥3小时的患者。

为了准确地评估患者住院期间发生压力性损伤的风险，专家们推荐使用Braden压疮风险评估量表（表12-1）进行压力性损伤风险评估。下面你可以使用该工具测测你发生压力性损伤的风险。

表12-1　Braden 压疮风险评估量表

项目	1分	2分	3分	4分
感觉	完全受限	非常受限	轻度受限	未受限
潮湿	持久潮湿	潮湿	有时潮湿	干燥
活动力	卧床	可以座椅	偶尔行走	经常行走
移动力	完全无法移动	严重受限	轻度受限	未受限
营养	非常差	可能不足够	足够	非常好
摩擦力和剪切力	有问题	有潜在问题	无明显问题	

注：总分≤18分，提示患者有发生压疮的风险，应采取预防措施。其中评分≤9分为极高风险，9分＜评分≤12分为高风险，12分＜评分≤14分为中风险，14分＜评分≤18分为低风险。

明确了导致压力性损伤的危险因素，我们可以从以下几个方面预防压力性损伤的发生：

（1）对于长期卧床的患者，床铺应松软平整，推荐至少每2小时翻身一次。侧卧时用枕头垫于背部，让患者背部与床之间形成30°夹角，左右交替。协助患者变换体位时应避免拖、拉、拽，患者足跟用枕头或泡沫垫起，必要时可使用气垫床来增加支持面，分散局部压力；必要时可在骨隆突处等受压部位使用新型敷料如：硅胶敷料、液体敷料、水胶体敷料、泡沫敷料等。

（2）饮食方面可给予高维生素、高蛋白质的饮食以增强机体抵抗力，预防压力性损伤的发生。

（3）面对大小便失禁的患者，应在其排便排尿后用温水为其进行局部清洗，注意保持患者会阴部皮肤的清洁干燥，避免浸渍局部皮肤。注意保持皮肤和床单干净、整洁。

（4）使用便盆时应抬高臀部，防止局部皮肤擦伤。

（5）平时注意多活动，卧床者一旦病情允许，应尽早离床活动。

（6）对使用约束带实施保护性约束的患者，动作要轻柔，按时检查约束部位及骨突受压皮肤。

压力性损伤是术后的常见并发症，所以住院期间请一定配合医护人员做好风险评估和有效预防。

二、如何预防跌倒？

1.什么是跌倒？

跌倒是指一种突然意外的倒地现象。可发生于任何年龄的人群，以老年人更为多见。跌倒不仅会给患者造成骨折、软组织损伤、心理创伤等严重后果，还会延长住院时间，增加医疗费用，严重者甚至有生命危险。

2.引起跌倒的因素有哪些？

跌倒的发生通常不仅仅是意外，多存在潜在的危险因素。可总结为以下几个方面。①生理因素：步态不稳，视觉、听觉退变等。②病理因素：神经系统疾病、心血管疾病、影响视力的眼部疾病等。③药物影响：服用降压药、利尿药、镇静催眠药等。④环境因素：地面湿滑、光线昏暗、障碍物等。

3.跌倒的高危人群有哪些？

跌倒的高危人群可归纳为以下几类：①年龄大于70岁的患者；②既往有跌倒病史的患者；③步态不稳，使用手杖、拐杖等助行器者；④贫血或血压不稳定者；⑤意识障碍，失去定向感者；⑥身体虚弱、肢体乏力、偏瘫、截瘫、无法稳定行走者；⑦听力及视觉障碍的患者；⑧服用特殊药物，例如服用利尿药、泻药、镇静安眠药、降压药等的患者。

我们可以通过以下的跌倒评分表（表12-2）进行自我评估。

表12-2　跌倒评分表

项目	评估内容和得分	得分
年龄	0分：6岁~64岁 1分：<6岁或65岁~75岁 2分：76岁~80岁 3分：>80岁	
认知能力	0分：认知正常 1分：认知障碍	
走动能力	0分：步态平稳或卧床无法移动 1分：步态不稳或需要使用助行器/轮椅	
自理程度-排泄	0分：能自行如厕 1分：失禁频尿/腹泻或需要其他人协助如厕	

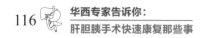

续表

项目	评估内容和得分	得分
住院前一年跌倒史	0分：无 1分：有	
目前使用镇静/镇痛/安眠/利尿/泻药/降血压/降血糖/其他特殊药物	0分：无 1分：有	
双眼视力障碍	0分：无 1分：有	
依从性低或者沟通障碍	0分：无 1分：有	
躁动不安	0分：无 1分：有	
其他高危因素	根据其跌倒高危因素的高危情况可赋值1分至多分	
总分		

注：评分总分≥4分为跌倒高风险。

4.如何预防跌倒呢？

（1）请告诉护士是否发生过跌倒，以便做好相应预防。

（2）行动不便，生活不能自理，听力、视力障碍的患者需要家属陪护，患者不要自行下床活动。

（3）如果觉得头晕或正在服用镇痛、降压、降糖、利尿等药物，应暂时卧床休息，避免下床活动。

（4）上床后拉起床栏，特别是患者出现躁动不安、意识不清时，要及时通知医护人员，必要时予以保护性约束。

（5）床头不悬挂物品，物品尽量收于柜中，以免影响活动。

（6）病房夜间保持地灯开启状态，以防下床跌倒。

（7）卧床患者起床遵循"三部曲"：醒后卧床30秒，床上坐30秒，床边站30秒，以免发生体位性低血压，若有不适，立即呼叫护士。

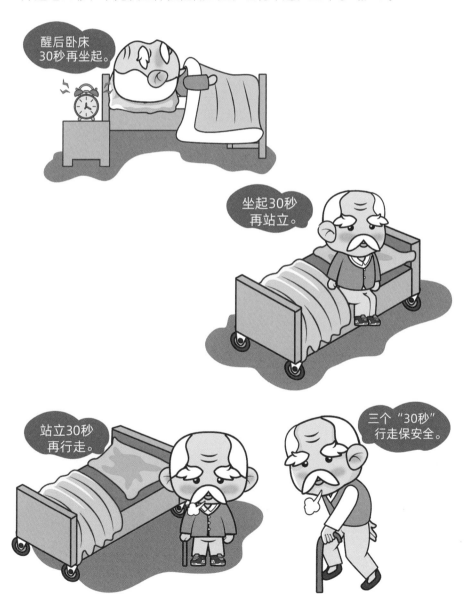

（8）如需下床，应将床栏放下，勿翻越下床。

（9）请穿合适的衣裤、防滑鞋子，发现地面有水渍或油污请及时联系医护人员。

（10）家属未在身旁时，请将您需要的物品放在随手可取之处，若您需要任何协助，请立即用呼叫器通知护士。

5.医院内发生跌倒的五个"最"

（1）最容易发生跌倒的地点：患者床边、厕所、医院走廊、水房。

（2）最容易发生跌倒的时间：半夜和清晨起床时。

（3）最容易引起跌倒的活动：急于上厕所或半夜上厕所的途中，长时间热水澡，蹲坐后。

（4）最易发生跌倒的人群：老人和儿童，抱有不服老或怕麻烦心理的患者。

（5）最易引起跌倒的药：镇静安眠药，麻醉镇痛药，降压药，降糖药，利尿药，扩血管药等。

提高警惕，预防跌倒，守护患者住院安全。

（冯巧　方利）

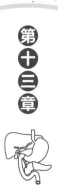

第十三章

出院后注意事项

一、携带引流管的注意事项

手术后常常会看见患者安置了各种管道，例如胃管、导尿管、腹腔引流管、T型管……

术后引流管道维系着患者生命，俗称"生命的管道"，每一根管道都有它特有的"使命"，患者在术后疾病康复中，应保护好这些管道。

保护管道，我们应做到以下几点。

1.妥善固定各引流管

（1）在翻身及下床活动时，动作应缓慢、轻柔，要先拎引流袋再活动，并且引流袋应低于引流管口处。在变换体位时应避免压迫、扭曲或牵拉引流管而致其脱出。

（2）注意观察引流管与引流袋是否衔接紧密，接口处有无松动、漏液。

（3）若发现固定引流管的胶布、别针、绳索脱落应及时告诉护士，由护士予以处理。

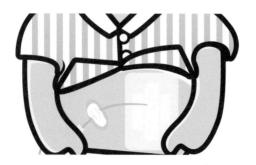

2.保持引流管通畅

（1）应常检查引流管有无打折、扭曲、受压、漏气、堵塞等情况，定期轻轻挤压引流管，保持引流管通畅。

（2）站立时，引流袋应低于腰部；卧位时，引流袋应低于腹部伤口，保持有效引流。

（3）若发现引流管堵塞，应及时告知医护人员，由其予以处理。

3.预防感染

（1）若发现敷料有渗血、渗液、松动、污染，要及时告知医护人员，并予以及时更换。

（2）保持引流管穿刺处皮肤清洁干燥，观察置管部位皮肤有无发红、肿胀等异常情况。

（3）引流袋应位于腰部以下，导管应低于出口平面，以防止引流液逆行回流引起感染。

（4）应在医疗机构定期更换引流袋，预防感染。

4.密切观察引流情况

（1）记录好引流液的量、颜色及性状，以便医护人员准确评估。

（2）若引流量异常，例如出现引流液连续3小时＞200 ml/h，颜色逐渐由淡红色、暗红色转变成鲜红色，或伴有血凝块，这提示有出血的可能，应及时告知医护人员。

（3）若血浆管引流液呈胆汁色或颜色浑浊，亦提示异常。

（4）若引流量比平时少很多或突然无引流液，并出现发热、腹痛、皮肤发黄等症状均应及时告知医生，由医生予以处理。

二、管道意外脱落如何处理？

管道意外脱落是指患者体内为各类治疗用途留置的管道，因患者有意、无意造成的非正常的管道脱落。一旦发生管道意外脱管，则可能会给患者生命安全造成威胁。因此，掌握管道意外脱落的处理措施至关重要。

若在疾病康复中，管道意外脱落发生了，该怎么办呢？接下来我们一起来看看相关处理措施。

（1）如果发生伤口引流管脱落，应立即告知医护人员，不可将脱出的管道自行放回体内，以免引起更严重的不良后果。患者应配合医护人员查看脱出的管道是否完整，如果管道断裂在体内，应做相应检查定位管道断裂位置及完整性，必要时医生可能进行手术取管，术后及时观察伤口渗血渗液情况。

（2）若发生T管脱落，须立即报告医生。患者应暂禁饮禁食，密切观察有无腹痛、腹胀、腹肌紧张等情况，暂缓活动。在经医护人员评估后，必要时考虑重新置管。

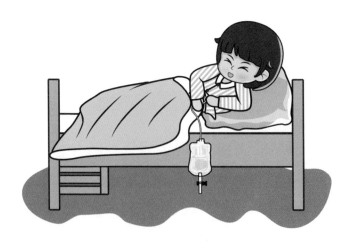

（3）若发生胃管意外脱落，应立即告知医护人员，同时密切观察患者症状体征，查看患者是否存在腹痛、腹胀、误吸、出血等情况。患者应暂禁食禁饮，经医护人员评估后，若病情需要，遵医嘱重新安置胃管。

（4）如果导尿管意外脱落，要观察患者有无尿道损伤的表现，如有无尿急、尿痛、血尿等现象。告知医护人员，医护人员将评估患者膀胱充盈度、是否能自行排尿，必要时重新安置导尿管。

总体而言，手术期间安置的各条管道都是生命的保护管道，大家一定要保护好它们，等它们完成"使命"。切记，它们要在经医护人员专业评估以后，由专业医护人员拔出。

三、病情出现异常怎么办？

1.体温异常

如果在出院回家后出现了发热、寒战，尤其当体温＞38.5℃时，就要考虑机体内存在感染病灶的可能，需到医院积极处理。

2.腹痛

疼痛是正常人体感官体验中不可或缺的一部分，在整个治疗、康复过程中，对疼痛的有效管理也至关重要。患者朋友们要摒弃"疼痛要忍"的传统观念。若出现了剧烈腹痛、黄疸、胆汁引流液过多或过少（一天内＞1 000 ml或＜100 ml）等情形时，请立即前往医院诊治。

3.腹泻

进行一般胆道手术的患者在术后一个月仍需要保持低脂少油的饮食习惯，之后可慢慢恢复正常饮食，不影响正常生活。需要注意的是，胆囊切除的患者在进食油腻食物后可出现腹胀、腹泻、大便增多且呈泡沫或油状（称为"脂肪泻"）。患者应注意饮食清淡，避免过于油腻、辛辣刺激的食物，可辅助服用一些肠道益生菌，能使症状逐渐好转。消化不良的症状会持续半年左右，随着时间的推移，多数切除胆囊的患者的肝内外胆管能够自发地扩张，会部分替代胆囊的作用，消化不良的症状也就会慢慢缓解。这时患者的饮食也就能逐步过渡到正常饮食了。有不舒服或发生腹泻，可以酌情减少一些或暂时几天不吃脂肪性食物；若腹泻严重，始终不能缓解，应到医院就诊，听从专业医生的建议和指导。

4.伤口异常

受手术影响，术后可能会有切口疼痛，患者在家里可以通过改变体位、改变活动方式来减少伤口的张力，缓解疼痛，也可以通过看电视、听音乐等方式转移注意力。随着切口愈合，疼痛程度会减轻。若疼痛感明显增加，甚至出现了红、肿、发热等异常情况应警惕伤口感染的发生，患者应到医院进行处理。

5.引流液异常

如果腹腔引流管里是清亮淡黄色的液体，说明是腹腔正常的渗出液，提示腹腔吸收良好。正常胆汁的色泽为金黄色或棕色，稠厚，色清、无渣，每日600～1000 ml，术后胆汁引流的量一般由多到少。若胆汁量突然减少或增加，胆汁变浑浊或者引流液中出现鲜血等，应立即到医院就诊。

（唐晓娟）

四、术后需要定期复查吗？

很多患者会问："医生我手术做了，是不是病就治好了呢，还需要复查吗？"

由于每个人的手术大小不一样，恢复情况不一样，医生不能给患者统一答复是否需要复查，要复查几次。

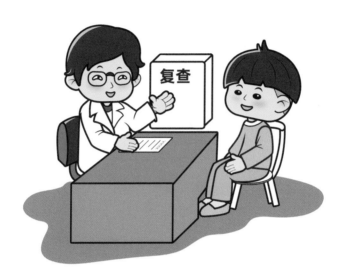

下面给大家介绍几种手术的复查情况及注意事项：

（1）胆囊结石患者行胆囊切除术后，建议术后1～2周复查，复查查看病理活检报告；一般医生会询问有无腹痛、黄疸、发热等症状，还会检查伤口愈合情况。

（2）胆管结石带T管的患者于术后2周～1个月左右到门诊随访复查。带T管出院的患者，医生会根据术后引流情况和夹管情况，决定是否拔除T管，必要时会安排胆道逆行造影和拔除T形引流管。长期带管患者，医护人员会根据引流情况进行健康教育。胆管结石易复发，因此，应定期进行B超检查胆道系统情况。出院后如出现腹痛、黄疸、发热，患者应及时到医院就诊，以免耽误病情。

（3）肝胆胰恶性肿瘤的患者手术后的复查：肿瘤患者手术后应该主动定期复查。一般术后1个月复查，术后1～2年内每3个月复查一次，2年后每半年复查一次。复查内容有：B超、肝功能检查、血常规、甲胎蛋白，一般半年做一次腹部MRI或CT。我们还要警惕肝胆胰恶性肿瘤的肺部转移或者骨转移，一般不超过一年做一次肺部CT平扫。有乙肝或丙肝患者还应该做病毒DNA定量检测。胆管恶性肿瘤行经皮肝穿刺胆道引流术的患者术后需带管出院，居家生活中注意观察引流液的量及性质，定期复查肝功能、血常规及凝血功能，出现黄疸加剧、腹痛等症状时及时就诊。胰腺恶性肿瘤由于疾病特性，术后应定期到内分泌科复查，监测血糖值的变化，控制血糖浓度。

手术后复查的时间不是绝对的，医生一般会根据患者情况告知下次复查的时间和内容，请大家遵医嘱，做好复查和健康监测。

五、手术后多久可以正常生活、工作？

经常会有患者在术后会问："医生，我这手术后多久可以去上班呢？"

对于这个问题，一般医生会根据患者疾病情况、手术创伤大小和其恢复情况给出休息时间的建议。

一般而言，胆囊结石、胆囊息肉、肝囊肿、阑尾炎等良性疾病，多采用微创手术，若术后恢复情况较好、无并发症者可根据自身的情况，早期下床，通过适当休息及活动锻炼促进康复。一般术后1~2周就可以正常生活、工作，但应注意避免重体力劳动。

对于肝胆胰肿瘤相关的微创或开腹手术，为使患者尽快恢复正常生活、工作，术后更应重视早期活动。手术当天每2小时翻身活动一次，术后1天坐起活动，鼓励下床活动，循序渐进，先站立、再踏步、后行走，活动过程中关注患者有无心慌、气紧、疼痛等不良表现。以患者可耐受度

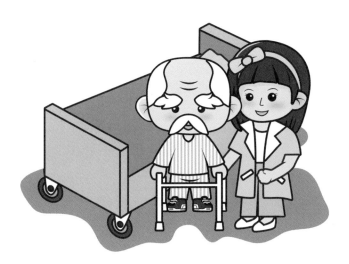

为依据，术后2~3天时应在前一天基础上增加活动范围及量，如上厕所、病区走廊活动等，为出院早期恢复正常生活、工作奠定良好的基础。出院后更应该坚持活动锻炼，当然，正常生活、工作需延长至术后3~4周，参与剧烈运动和重体力劳动建议术后3个月。

肝癌、胰腺癌、胆囊癌等恶性肿瘤患者，要根据疾病的进展情况进行判断。如果患者年轻、疾病恢复较好、自理能力及营养状态好，可根据自身情况，逐步过渡到正常生活。对于年老、营养状态不良、疾病恢复缓慢、伴发基础疾病的患者，所需康复时间就相对更长。

综上，即便是同一类型的手术，不同患者恢复正常生活、工作所需的时间也不同，因此，患者一定要做好自己手术后状态的合理评估，循序渐进，以自身不感觉疲劳和吃力为宜。此外，均衡饮食，劳逸结合，保持乐观的生活态度，对早日回归正常生活、工作具有积极的促进作用。

（冯巧　唐晓娟）

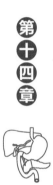

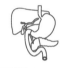

其他相关问题

一、孕妇得了阑尾炎该不该做手术?

怀孕期间得阑尾炎的孕妇并不少见,这种情况被称为"妊娠合并阑尾炎"。怀孕了,得了阑尾炎,肚子好痛,怎么办?

妊娠并不会诱发阑尾炎,但由于妊娠期增大的子宫使阑尾在腹腔的位置发生了改变,所以妊娠时对阑尾炎进行诊断比较困难,炎症也容易扩散。

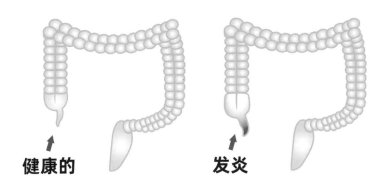

健康的　　　　　**发炎**

1.孕妇得了阑尾炎有哪些表现?

妊娠合并阑尾炎以右下腹及右中下腹疼痛为主,但妊娠晚期大多不典型,疼痛部位会逐渐上升,同时,伴有恶心、呕吐、畏寒、发热等症状。

2.孕妇得了急性阑尾炎该怎么办?

目前认为妊娠合并阑尾炎一旦确诊了,均应行手术治疗,保守治疗会继续增加阑尾穿孔和复发的风险。但是,每个孕妇的具体情况并不一样,治疗方案应该听从医生的建议。

所以，孕妇如果出现肚子痛，不要紧张，可能不是胎儿出现了问题。应及时就医，明确原因，确有病症后要配合医生选择适合孕妇和胎儿发育的最佳治疗方案。

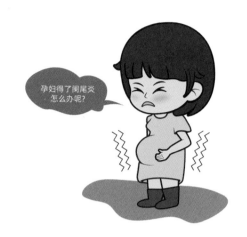

二、孕妇得了胆囊炎该怎么办？

孕期只要生病，就怕对胎儿有影响。只要肚子痛，就慌了，不敢吃药，不敢打针，好紧张……

妊娠期急性胆囊炎是常见的外科急腹症之一，那孕妇得了胆囊炎该怎么办？

1.孕妇得了胆囊炎有哪些表现？

胆囊炎可发生于妊娠各期，患者可能存在右上腹压痛，并呈现阵发性加剧，疼痛可放射至右肩部、右肩胛下部或者右腰部，可伴随低热、恶心、呕吐等症状。

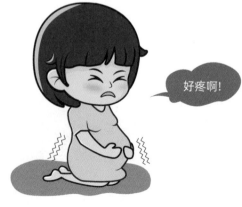

2.孕妇得了胆囊炎该怎么办?

妊娠期胆囊炎的治疗方式一般分为保守治疗和手术治疗两种。

保守治疗主要包括控制饮食、对症处理和营养支持,必要时医生会选择适宜孕妇使用的抗生素进行抗感染治疗。

(1)控制饮食。胆绞痛急性发作时,应禁食。疼痛缓解后,可进食高蛋白、低脂肪和低胆固醇的饮食。

(2)对症处理。遵医嘱镇痛,医生会选用对胎儿无不良影响或影响较小的药物。

(3)抗感染治疗。对于有腹痛症状的患者,医生会根据检验结果,在有可靠感染证据的前提下选择抗生素进行抗感染治疗。

(4)其他治疗。补充营养,维持水、电解质平衡。

第二种方式就是手术治疗。

一听到手术,孕妇一定吓坏了,担心手术、麻醉会不会对肚子里的胎儿造成危险。不用怕,医生会全面评估孕妇当前的情况,选择最适宜的手术和麻醉方式。

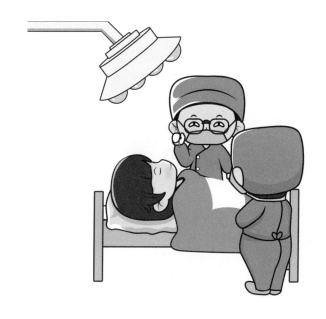

三、孕妇得了胰腺炎该怎么办？

怀孕了，喜事呀！

孕妇从知晓怀孕那一刻开始，便开始摄入各种营养品，鸡蛋、牛奶、牛羊肉……生怕少吃一口，胎儿的营养就跟不上。

问题来了，吃得越好，孕妇胖得越快，更加严重的是胰腺炎也可能会找上孕妇。胰腺炎是一种危害很大的疾病，严重的胰腺炎极其凶险，"九死一生"绝非危言耸听。

1.妊娠合并急性胰腺炎会有哪些表现？

孕妇可出现恶心、呕吐、上腹疼痛，也可出现发热、黄疸、休克等表现。

2.不幸在妊娠期患了胰腺炎怎么办？

妊娠合并急性胰腺炎的治疗原则与非妊娠期基本相似。早期主要是非手术治疗，包括禁食、胃肠减压、补充体液、抑制胰腺分泌、解痉镇痛、抗生素的应用和营养支持。经上述治疗后效果不佳则考虑手术治疗，需在医生指导下选择适宜的手术方案。

治疗孕妇急性胰腺炎过程中，医护人员会严密监测胎儿宫内状况，孕妇也要注意宫缩、胎动、阴道流血和流液等情况，有异常应及时告知医护人员，及时处理。

3.胰腺炎对孕妇有如此大的危害，孕妇在日常生活中应该注意些什么？

预防为主！

首先，孕妇要纠正"一人吃，两人补"的传统观念。孕妇应该健康饮食，避免高胆固醇饮食，避免暴饮暴食，多吃蔬菜，合理锻炼，避免超重和肥胖。其次，如果有胆道系统的疾病，应积极治疗，避免诱发胰腺炎。最后，如果发生了胰腺炎，及时到医院治疗，以免延误诊治，治疗期间也要严格遵医嘱进食，保持心情舒畅，以免加重病情。

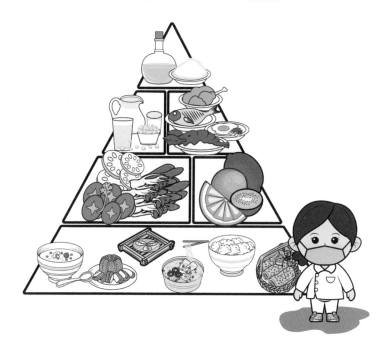

四、产妇术后可以继续哺乳吗？

很多做完手术的产妇考虑的不是自己伤口的疼痛，不是疾病的恢复，而是"我还可以给宝宝哺乳吗？"那么产妇做了手术，会影响哺乳吗？

众所周知，母乳喂养对母婴健康有许多益处，但因为担心药物进入母乳对宝宝产生影响，很多人还是担忧"宝宝会不会也被麻醉了？""用了麻药，宝宝的记忆力会不会就不好了？"

其实，母亲术中所用麻醉药物对婴儿的影响取决于很多因素，包括药物使用的类型、剂量，婴儿的月龄、状态、摄取的奶量等。有研究表示，全麻手术中常用的麻醉镇痛药对大部分婴儿不会有明显的副作用，母亲在全麻手术清醒后，麻醉药物在母体内存在的剂量已经很小了，对较大的婴儿来说，少量麻醉剂影响较小。即便是全麻手术，麻醉药物进入母乳，能够被婴儿消化道摄入的量也是微乎其微。所以母亲术后进行母乳喂养不会影响婴儿，只要母亲麻醉清醒了、情况稳定了，通常就可以尽早恢复母乳喂养，但还是应该注意观察婴儿是否出现镇静、拒食的情况。

值得注意的是，对于新生儿、早产儿或者本身已经存在呼吸问题的婴儿，母亲在术后是需要暂停母乳喂养的。若母亲有其他疾病需要用药，一定要先咨询专业医生，确定是否可以继续哺乳，避免发生意外。

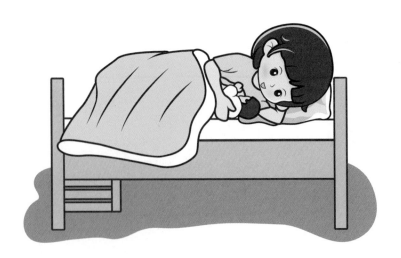

五、高龄老人能不能做手术?

"医生,我有高血压,还有糖尿病,做不做得手术?"

"我走几步就累,肺上还有问题,得不得下不到手术台?"

近年来,人口老龄化程度日益加剧。择期手术和急诊手术中高龄患者的比例也明显增加。

随着年龄的增长,人体会发生一系列复杂的退行性变化,存在着不同程度的潜在功能不全,身体的免疫功能和对外界环境的适应能力都有所下降。而且很多老年人都患有多种慢性基础疾病,种种不利因素导致高龄老人的手术风险、麻醉风险和术后并发症的风险增加。

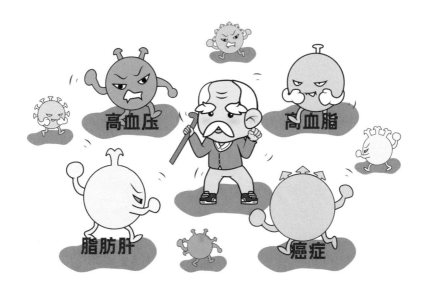

术前,医护人员会充分对患者的心肺功能、手术类型、创伤程度、手术风险、术前用药和既往用药进行评估。然后针对患者的不同情况制定出合适的手术和麻醉方案以降低风险。

高龄老人手术后需要注意些什么？

（1）手术过后，医护人员会定时观察患者的生命体征。这时，患者需要配合医护人员做好各项护理工作，医护人员也会协助患者刷牙、洗脸、吃饭等。

（2）术后需要早期下床活动、开展功能锻炼。早期下床活动主要是为避免长期卧床发生压力性损伤，加快血液循环，防止下肢静脉血栓；腹部手术更应早期下床活动，以恢复肠蠕动，避免肠粘连。功能锻炼主要是肺功能的锻炼，咳嗽咳痰，促进肺收缩和扩张，预防肺部疾病。

（3）饮食方面注意补充营养。手术后补充营养并不是指吃珍馐佳肴乱补一通，应该遵循少食多餐、低脂、高蛋白、易消化饮食的原则。

（4）此外还应该放松心情，减轻不良情绪，促进疾病的康复。

随着医疗水平的不断发展，高龄也逐渐不是手术的禁区，但高龄老人想要提高生活质量，离不开医护人员、家属和患者的共同努力。

六、胆囊切除术后没胆了吗？

近年来，在肝胆胰脾外科手术中，胆囊切除术已经是很常见的手术，适用于胆囊结石、胆囊息肉，肝内外胆管结石。有患者常常会有疑问：胆囊切掉后，是不是我就没胆了呢？

很多人认为，存在即合理，人体的器官都起着不同的作用，不能因为一个"小病"就轻易切掉。当然，这话没错，但我们还是应该从实际出发。

胆囊只是胆道系统的一部分，其功能主要是储存和浓缩胆汁，但随着胆囊内结石的形成和炎症的反复发作，这种功能会逐渐丧失。胆囊壁、胆管长期受炎症刺激还可能发生恶变。同时，反复发作的临床症状也会带来

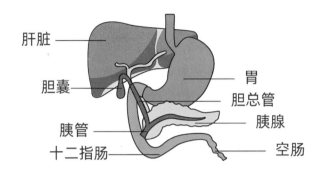

非常大的痛苦。腹腔镜胆囊切除术已开展多年，是非常成熟的手术。且现在多以全麻为主，一觉醒来手术就已经结束了。并且胆囊和胆量是没有什么关系的，切除胆囊不会让你的胆量变小。

所以，我们也不用担心胆囊切掉后就没胆这个问题。此胆非彼胆，切除胆囊后你的勇气和胆量也不会被割掉的。

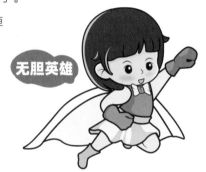

无胆英雄

七、胆囊结石患者可以选择保胆取石吗？

对于有胆囊结石的患者，大多有这样的疑问，为什么不能切开胆囊取出石头后又缝起来呢？

近几年，国内也兴起了保胆取石的手术。腹腔镜胆囊切除术或者保胆取石两种手术应该怎么选？前者需要切除胆囊，后者则是通过手术取出结石，保留胆囊。

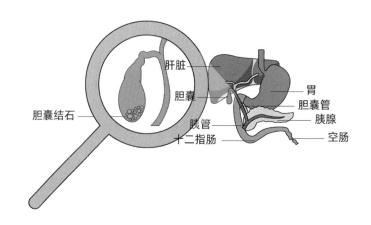

腹腔镜胆囊切除术已经是非常成熟的手术，术后切口小，恢复快。切除胆囊主要是为了杜绝胆囊结石的复发，切除胆囊就是切除了结石的"病因和温床"，规避了胆囊结石复发的风险。

那么保胆取石存在哪些危害呢？

1.术后复发率高

保胆取石术后胆囊结石复发就意味着保胆取石手术失败，需要再次手术切除胆囊，会增加额外的创伤、二次住院时间和费用。此外，保胆取石术后胆囊结石复发还增加了腹腔镜再次手术的难度与中转为开腹手术的风险。折腾到最后，胆囊还是没保住。

2.无法规避胆囊癌变的风险

若仅取石不切除胆囊，就无法进行胆囊病理检查，胆囊若已发生癌变也无法检出。胆囊有炎症等病变才会产生结石，病变根本在于有病的胆囊而不是结石，长期的胆囊炎症有发展为胆囊癌的风险。

因此，确诊胆囊结石以后，专家还是推荐尽量选择胆囊切除术治疗。

那确诊胆囊结石后，该什么时候做手术呢？一般来说，如果有症状应尽早安排手术，若暂时没有症状，但结石较大也应积极选择手术治疗。通常来说，一旦确诊胆囊结石，应咨询专业医生，尽早安排治疗方案。

（张思　陈芳）